Les 13 Chakras de l'ancienne Égypte

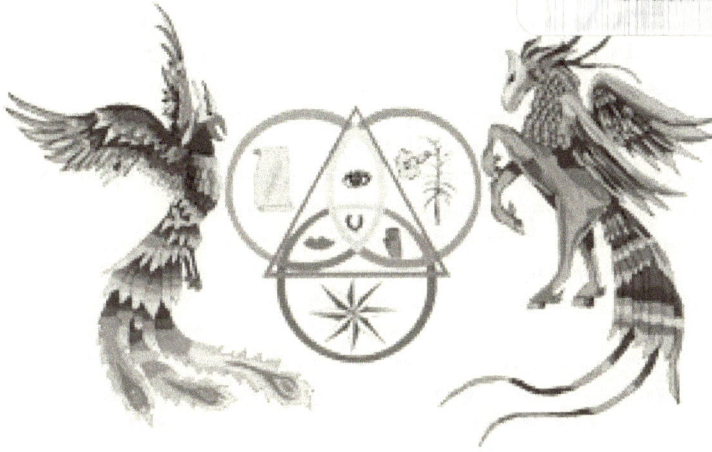

Sonya Roy

13 chakras de l'Ancienne Égypte

ISBN: Dos de papier 978-1-9994437-2-6
         Livre électronique: 978-1-9994437-1-9

L'auteur de ce livre ne dispense pas d'avis médical et ne recommande l'utilisation d'aucune technique en tant que forme de traitement de problèmes physiques ou médicaux sans l'avis d'un médecin, que ce soit directement ou indirectement. L'intention de l'auteur est uniquement d'offrir des informations de nature générale pour vous aider dans votre quête de bien-être émotionnel et spirituel. Si vous utilisez les informations de ce livre pour vous-même, ce qui est votre droit, l'auteur et l'éditeur n'assument aucune responsabilité pour vos actions.

Vous pouvez contacter l'auteur à travers les médias :
Website: https://www.sonyaroy.com/French/
Courriel   Sonya@sonyaroy.com
Facebook: www.facebook.com/reduwellnesscentre/
X :   @RoySonyaroy
YouTube: ReduwellnessCenter
Instagram: Sonyareduspiritualwellness
Podcast: https://sonyaroy.podbean.com

revised date: 2025-01-12

Maison de publication
REDU Spiritual Wellness Center
P.O. Box 842
Drumheller, Alberta, Canada, T0J 0Y0
Tel : (825)777-7685

Catégorie: health-Alternative -Meditation
                  Religion/spirituality- new age/spirituality/Spiritual
                  Self-help- personal transformation-spiritual

Dédication

À ma chère amie Kristine Pel, ma plus chère partisane qui m'aide à traverser les longues journées et qui est la plus grande adjointe administrative. Merci de tout mon être!

Table of Contents

13 chakras de l'Ancienne Égypte

13 chakras de l'Ancienne Égypte

INTRODUCTION

Il est essentiel de comprendre une chose : vous êtes fait d'énergie. Tous les êtres vivants sont créés par et composés d'énergie. La capacité de vos centres énergétiques à fonctionner de manière optimale est ce qui vous maintient psychologiquement, émotionnellement, physiquement et spirituellement équilibré. L'énergie est distribuée à travers des centres énergétiques connus sous le nom de "Chakras". Il y a sept chakras reconnus, mais c'est une vision limitée d'un système plus complet qui englobe tout le corps. C'est aussi une croyance commune que les chakras sont originaires de l'Inde, plus que cela, c'est un système connu dans le monde entier qui est décrit de la même manière, juste avec des noms différents. Les Égyptiens avaient un système de 13 chakras majeurs et c'est le système que nous allons explorer plus en détail.

Nous vivons à une époque où la science a prouvé l'existence des atomes et des radiations, la science a même avancé au point où ils ont découvert que l'atome n'est pas la plus petite particule, mais que les particules quantiques le sont. Cela peut changer à mesure que la science continue d'évoluer, mais le fait est qu'il y a des choses qui existent au-delà de ce que nous pouvons voir et croire à l'origine. Tout dans le monde est fait d'atomes. Tout comme une cellule de votre corps est composée jusqu'à 80% d'eau, l'eau est composée d'atomes d'hydrogène et d'oxygène réunis (H_2O). La science a découvert que l'espace occupé par la cellule créant l'eau n'est pas vide mais rempli d'une particule encore plus petite appelée Quantum. Par conséquent, nous pouvons étendre la même logique au reste de la composition cellulaire de votre corps en tant qu'espace entre tous les atomes s'ils sont remplis d'énergie quantique, nous sommes donc constitués à 100% d'énergie.

L'énergie doit circuler et couler à travers le corps, pour que votre corps fonctionne correctement. Par conséquent, il est si important de savoir comment fonctionne l'énergie, de reconnaître quand l'énergie est bloquée ou faible et comment rétablir le flux, en restaurant votre niveau d'énergie pour permettre à votre distribution d'énergie de rester ouverte et pleinement fonctionnelle.

Il existe plusieurs façons d'équilibrer votre énergie en utilisant la nourriture, la couleur, les sons, les cristaux, l'aromathérapie et le yoga. Cela ajustera non seulement votre corps physique, mais aussi votre corps mental, votre corps émotionnel, votre corps éthérique et votre corps spirituel.

Ce livre permet d'établir une connexion spirituelle avec les chakras et d'enseigner des outils simple et efficaces pour se connecter avec le subconscient afin de permettre une guérison profonde de l'âme et pas seulement une élimination superficielle des symptômes physiques.

Chapitre 1: Que sont les chakras?

Les discussions sur les chakras sont originaires de l'Inde vers 1 500 av. Cependant, l'Occident n'a pas beaucoup entendu parler des chakras jusqu'à ce que le sujet soit introduit par Sir John Woodroffe (alias Arthur Avalon), au début du 20e siècle, c'est lui qui a introduit les sept chakras traditionnels qui sont positionnés dans tout votre corps, de la base de votre colonne vertébrale jusqu'au sommet de votre tête. Il y avait aussi H. P. Blavatsky, qui enseignait la connaissance des roues de la lumière, mélangée au Yoga de l'Inde. Les idées et les concepts ont continué à se développer dans le système des 7 chakras qui existe maintenant.

Chaque chakra a sa propre fréquence vibratoire, sa couleur, et il régit une fonction spécifique qui contribue à vous constituer, dans votre forme physique, mais aussi vos corps émotionnel, mental, éthérique et spirituel qui sont principalement constitués d'énergie. Cependant, je travaille avec la sagesse de l'ancienne Égypte qui décrit 13 chakras majeurs, donc les chakras ne sont pas seulement une chose hindoue, ils sont universels. Dans les anciens savoirs égyptiens on utilise 13 chakras, dont 2 cœurs, un cœur d'amour pur ou d'amour universel et un cœur relatif au corps et aux émotions, connu sous le nom d'amour inconditionnel. Des chakras supplémentaires sont situés sur le menton comme la façon dont vous vous présentez au monde et le nez, pour une concentration d'intention qui s'apparente à une manifestation ou à des affirmations. Cette zone, j'ai attribué au centre de manifestation avec le nez et le menton, réunis.

Afin de vraiment comprendre comment guérir vos chakras, vous devez d'abord comprendre ce qu'ils sont. Les chakras sont des roues tridimensionnelles qui distribuent l'énergie le long du canal central et divisent l'énergie le long des différents chakras principaux et chaque chakra principal a une couleur spécifique. Les chakras sont des distributeurs d'énergie tout comme la sous-station électrique qui distribue l'électricité à votre maison. Les chakras distribuent ensuite l'énergie aux organes, au système endocrinien, au système des méridiens où ils aideront à remplir de nombreuses fonctions, telles que la connexion de nos champs énergétiques et de notre corps à l'énergie cosmique plus large.

L'énergie est absorbée à partir de deux points principaux. Du soleil central, connu sous le nom de "Acturius", c'est là que réside la puissance supérieure et de la Terre Mère qui est un être conscient qui a volontairement accepté d'aider l'évolution de l'âme humaine, afin de se développer en tant qu'être de troisième dimension. Selon la culture de certains pays, l'énergie absorbée par le canal central porte de nombreux noms. En Chine, on l'appelle "Chi". Pour les Japonais, ils l'appellent "Ki". En Inde, ils l'appellent "Prana" et les Amérindiens l'appellent "Orende".

Il existe jusqu'à 122 chakras mineurs, similaires aux chakras majeurs qui affectent notre absorbation et notre distribution d'énergie situés à la base de la colonne vertébrale (chakra de la base), au nombril (chakra sacral), dans le plexus solaire (chakra solaire), chakra du plexus), dans votre cœur (chakra du cœur), dans la gorge (chakra de la gorge), au centre de votre front (chakra du troisième œil) et au sommet de votre tête (chakra de la couronne). Dans la tradition égyptienne, il existe également des centres énergétiques, sous les pieds, (chakra de mise à la terre), aux pieds, (chakra racine), juste au-dessus du cœur, (chakra de l'amour universel), à la base du crâne, du nez et de la bouche, (chakra de la manifestation, et juste au-dessus de la tête, (chakra de l'étoile de l'âme). Ces chakras sont reliés entre eux le long du canal central, ils s'affectent donc directement les uns les autres. Comme l'énergie circule à travers les chakras et se trouve à l'intérieur du chakra, l'énergie circule dans le sens des aiguilles d'une montre. C'est généralement parce qu'un individu en bonne santé utilise l'énergie pour se recharger et vivre dans l'instant. Cependant, il est possible de faire circuler l'énergie dans la direction opposée et de traiter les problèmes passés. Une personne en bonne santé est une personne qui vit dans un état d'équilibre où l'énergie est nivelée et uniforme. Cette énergie est contenue à l'intérieur de l'aura qui sera expliquée plus loin.

Chapitre 2: Comment guérissons-nous les

Chakras?

L'énergie circule à travers les chakras ouverts et régularise tous les processus du corps, de la fonction des organes au système immunitaire et elle est directement affectée par les émotions et les pensées. L'énergie est ensuite dispersée à travers les organes et les glandes du corps. En termes simples, l'énergie bloquée conduit à la maladie.

Pour guérir, nous devons ouvrir et équilibrer nos chakras. Il existe plusieurs techniques qui peuvent être utilisées pour le faire efficacement. Parmi ces techniques figurent la guérison avec les pierres et les cristaux, l'aromathérapie, la couleur, le son, les vibrations, le yoga et la nourriture. Chaque technique peut être utilisée avec un chakra spécifique.

Les chakras peuvent se bloquer et lorsque cela se produit, nous nous sentons déséquilibrés ou malades. Le blocage peut être créé sur plusieurs niveaux. Cela peut être émotionnel, mental ou spirituel. Après une situation traumatique, si les émotions ou les pensées sont ignorées, elles continueront à générer de l'énergie et finalement s'infiltreront dans le corps physique, ce qui créera une manifestation physique du problème. Si le blocage existe depuis longtemps, nous pouvons avoir besoin de l'aide d'un professionnel du secteur médical. Plus le blocage est là depuis longtemps, plus les maux physiques se produiront, progressivement jusqu'à ce que nous ayons finalement besoin de soins médicaux aigus, comme le cancer.

Un chakra peut être ouvert, obscurci ou complètement bloqué, mais dans tous les cas, un régime sain comprendrait un soin régulier de vos canaux énergétiques. Pour que nos chakras fonctionnent correctement, ils doivent être capables d'équilibrer l'énergie à travers tout le système. Une fois que notre énergie est équilibrée, alors nous pouvons ajuster le niveau d'énergie que nous utilisons et partageons avec le monde, cela affectera notre flux entrant et sortant.

Une fois qu'un chakra est bloqué, vous devrez ensuite nettoyer, clairer, dynamiser et activer chaque chakra. Vous pouvez commencer par un chakra spécifique ou vous pouvez commencer à la racine et progressivement travaillez chacun des chakras. Finalement, tous les chakras devront être examinés et guéris.

Guérison avec les cristaux

La guérison par les cristaux est basée sur la croyance que les pierres ou les cristaux ont une fréquence de guérison naturelle qui peut être activée pour contribuer à déplacer ou à équilibrer l'énergie autour d'eux. Dans le cas des pierres de chakra, la signature vibratoire de chaque cristal correspond ou résonne avec des chakras spécifiques. Les cristaux ou les roches n'ont pas besoin d'être grands ou parfaits, placez simplement un cristal sur chaque chakra pour bénéficier d'une recalibration du chakra.

Différents types de cristaux auront une efficacité énergétique différente. Ils enlèvent la mauvaise énergie, revigorent le chakra faible et maintiennent une fréquence positive. Le meilleur type de cristal à utiliser pour chaque chakra est référencé plus loin dans ce livre. Ils peuvent être de simples pierres ou incrustés dans des bijoux.

Une position allongée est idéale pour travailler avec des cristaux de chakra. Vous pouvez aussi simplement tenir le cristal dans votre main pour être bénéfique. Vous pouvez le porter comme bijou, par exemple un pendentif sur un collier, ou dans une poche peut être utilisé comme bouclier. Vous pouvez utiliser n'importe quel vêtement, comme un soutien-gorge, si vous préférez le garder près de votre corps.

Concentrez-vous sur l'activation de la résonance entre la pierre et votre chakra. Utiliser le pouvoir de votre intention, de la méditation ou simplement pour vous détendre, sachant que vous avez le soutien des pierres des chakras pour harmoniser les fréquences.

Il est important de se rappeler, de nettoyer ou de recharger vos pierres avant et après les avoir utilisées. Pour cela, il existe de nombreuses méthodes, y compris les laisser sous l'eau ou l'eau salée pendant un petit moment, mais soyez prudent avec l'eau salée car certains cristaux y sont sensibles. Les laisser exposées au soleil est un autre moyen de recharger vos pierres après utilisation, mais cela peut faire perdre à certaines pierres leur coloration. Je recommande d'utiliser le clair de lune pendant une nuit, surtout pendant la pleine lune. Vous pouvez également les nettoyer avec de la sauge ou les enterrer dans le sol pendant une période prolongée, pour une régénération plus intense.

Aromathérapie

L'aromathérapie a été pratiquée de manière bénéfique pour guérir pendant des siècles. Des parfums comme le cèdre, le cyprès, l'hysope et la cannelle sont couramment utilisés. Vous pouvez également utiliser des fleurs fraîches ou l'écorce d'un arbre. Cependant, l'aromathérapie consiste généralement à utiliser des huiles à base de plantes, de fleurs, de racines, de fruits et d'écorce, elles sont assez puissantes et fonctionnent bien. Ils sont faciles à utiliser et totalement sûrs.

Certaines marques d'huiles essentielles utilisent des charges synthétiques non naturelles qui contiennent très peu d'huile naturelle dérivée de plantes. Je recommande de prendre des huiles essentielles de qualité thérapeutique. Les vraies huiles essentielles répondront par le nez qui a des milliers de terminaisons nerveuses et agiront sur le système nerveux central. Il peut également être utilisé en massage, sur des vêtements, des bijoux ou dans un bain. Différentes huiles aident à soulager plusieurs symptômes. Certaines huiles essentielles auront plus d'un objectif bénéfique, travaillant de manière congruente à différents niveaux d'énergie. Pour rester efficaces, les huiles essentielles doivent être conservées dans un endroit sombre et frais.

L'aromathérapie peut être utilisée seule, en méditation et en conjonction avec des cristaux qui s'alignent avec certains chakras. Les huiles peuvent être placé dans un diffuseur à la maison, dans la voiture ou au bureau. Les huiles essentielles peuvent également être bénéfiques lorsqu'elles sont appliquées directement sur votre peau ou dans des bijoux spécialement conçus avec des pierres volcaniques. Ces huiles peuvent être présentées dans de petites bouteilles et sont faciles à transporter en voyage. Les huiles essentielles sont un excellent moyen de rester équilibré même lors de vos voyages.

Couleur

La couleur est importante, car elles représentent différentes fréquences lumineuses et les humains ont besoin de lumière. Un manque de lumière ou une difficulté à absorber la lumière entraînera une réaction négative de l'esprit et du corps d'une personne, comme des carences en vitamines, des troubles hormonaux, une perturbation des schémas normaux du corps, y compris le sommeil, des fonctions métaboliques et même une dépression comme le trouble affectif saisonnier.

Notre corps réagit à la couleur des aliments, des vêtements et de notre environnement. Mais en fin de compte, les couleurs sont une forme de fréquence et, selon cette norme, une forme d'énergie. Les sons varient de 20 à 20 000 HZ où la lumière peut être mesurée de 370 trillions à 750 trillions de HZ. L'œil humain ne peut voir qu'une certaine gamme de couleurs et il peut s'étendre aux rayons X, aux infrarouges, aux ultraviolets et se déplacer pour ressembler à des micro-ondes ou à des ondes cellulaires. Le blanc est la présence de toutes les couleurs, contrairement au noir qui n'est pas une couleur mais l'absence de couleur.

Chaque chakra est spécifique à une couleur et la couleur porte une fréquence qui affecte nos vibrations énergétiques. La couleur de vos murs, de vos meubles, de vos couvertures, de vos vêtements affecte votre humeur, votre équilibre émotionnel et mental. Il peut inclure de nombreux objets décoratifs et des images colorées. Il peut également être porté avec des accessoires comme des foulards ou des bijoux. Vous pouvez également modifier votre environnement en utilisant des ampoules colorées. Une option plus chère est les lampes à rayons colorés. Vous pouvez également porter des verres de lunettes colorés pendant un certain temps au cours de la journée. Ces couleurs d'énergie de chakra sont également un élément de guérison important lorsque vous ajoutez de la couleur à votre bain.

Son et Vibrations

Un praticien de la guérison par le son examinera les clients d'un point de vue énergétique, c'est-à-dire leur aura ou leur empreinte électromagnétique, et cherchera à rééquilibrer leurs clients en utilisant des fréquences sonores, ce qui corrigera tout déséquilibre vibratoire dans leur système énergétique de chakra. Lorsqu'un organe du corps ne fonctionne pas à son optimum, son modèle sonore disparaîtra ou sera déformé. Avec l'aide des sons, nous réintroduisons le modèle de fréquence sonore corrigé qui aidera à guérir le chakra et à le rendre sain, grâce à la loi de résonance. Cette loi stipule que lorsqu'un système énergétique rencontre un autre système similaire, leurs vibrations doivent entrer dans un état de résonance ou de vibration harmonique. Pourquoi toutes ces vibrations sont-elles si importantes et pourquoi nous affectent-elles tant ? Parce que notre corps est comme un oscillateur. Nous ressemblons à une masse solide mais nous sommes constitués d'atomes d'énergie pure formant la matière et cette énergie est directement affectée par l'onde qui l'entoure. Vos pensées ont une fréquence, et vos émotions ont une fréquence, et chaque émotion spécifique aura des vibrations plus élevées.

La fréquence de l'anxiété est ressentie dans l'estomac et le système digestif et concerne le plexus solaire. La fréquence de la colère peut se répercuter sur tous les chakras, tandis que la fréquence de la dépression est profondément ancrée dans le centre de manifestation, le 3e œil et la couronne.

David R. Hawkins a mesuré les fréquences des émotions et a établi une échelle :

20	Honte	250	Neutralité
30	Culpabilité	310	Volonté
50	Apathie	350	Acceptation
75	Deuil	400	Raison
100	Peurs	500	Amour
125	Désirs	540	Joie
150	Colère	600	Paix
175	Fierté	750 à 1000	Divin; Éclaircissement
200	Courage		

13 chakras de l'Ancienne Égypte

Notre cerveau est composé de deux hémisphères. Les deux parties doivent travailler ensemble pour combiner les émotions et les fonctions mentales. Il se connecte également à la conscience supérieure, du cerveau droit se connectant au royaume spirituel et à la 3ème dimension contrôlée par le cerveau gauche. Le côté droit du cerveau vit dans le présent, connecté directement à la conscience du divin. Les plantes et les animaux vivent dans le présent. Ils ne sont pas ralentis par les mots, la logique ou la pensée.

Partout dans le monde, plusieurs pays utilisent la musique et les vibrations pour réaligner les vibrations énergétiques d'une personne. Les Tibétains utilisent des tingshas, (deux petites cloches), pour aider leur méditation en émettant des basses fréquences, entre 4 et 8 Hz, ce niveau est comme les ondes cérébrales émises pendant la méditation. Ils sont également capables d'utiliser les fréquences sonores des bols en métal pour entrer en résonance avec le chakra et déloger les éléments collés à vos champs énergétiques. Ils comprennent que l'utilisation de sons combinés à l'intention peut produire des effets miraculeux sur le corps et l'esprit.

Les Amérindiens et plusieurs tribus indigènes à travers le monde utilisent le son pour mener leur séance d'énergie de guérison tels que : les hochets, les tambours, les flûtes ou leur voix. Le battement rythmique du tambour chamanique varie de 0,8 à 5 Hz. La science peut maintenant expliquer pourquoi les sons fonctionnent réellement. La stimulation rythmique affecte l'activité électrique du cerveau. Un seul battement de tambour contient de nombreuses fréquences sonores.

Les différends groupes d'Amérindien expliquent simplement la puissance du tambour comme la même impulsion que la terre mère. Ce que la science a confirmé puisque la résonance de Schumann est évaluée à 7,8 Hz. Les peuples autochtones du monde entier sont les plus avancés sur la face de la terre dans le développement de capacités intérieures de guérison et de compréhension du monde dans lequel ils vivent, à cause de cela, ils sont plus en harmonie avec leur environnement.

En Inde et dans le bouddhisme, les guérisseurs utilisent des sons uniques ou des mantras pour approfondir leur état méditatif. Les mantras peuvent nous aider à calmer nos esprits occupés, afin que nous puissions nous ouvrir à l'écoute, à être et à entendre des Pouvoirs Universels. Chaque chakra est associé à un mantra spécifique. Vous voudrez peut-être associer une méditation Japa à un mantra spécifique. Vous pouvez également utiliser des outils plus modernes tels que les bols de Cristal. Ils sont faits de 99% de sable de silice (quartz), filés dans un moule centrifuge chauffé à 4000 degrés, où un arc électrique au centre fusionne les grains en un tout. C'est pourquoi l'intérieur du bol est lisse et l'extérieur aura un aspect granuleux, avec de minuscules grains de quartz. Une fois façonnés, ils sortent du moule, ils sont alors configurés au diapason. Ces bols spéciaux ont différentes fréquences musicales et sont un excellent moyen de reconfigurer des vibrations harmonieuses dans le corps. Vous pouvez également utiliser des diapasons, les chakras sont associés à la gamme musicale, chaque note résonne avec des chakras différents. Ces 13 chakras créent une gamme musicale complète avec les notes aiguës.

Exercice Physique

Le yoga peut cibler spécifiquement certains chakras, les aider à les ouvrir et laisser l'énergie circuler à travers vous. Des poses spécifiques sont appliquées aux chakras dans leur chapitre individuel. Les soins énergétiques tels que le Reiki sont également un excellent moyen d'équilibrer les chakras avec l'acupuncture et le Tai Chi. Ils ne sont pas nécessairement spécifiques aux chakras mais fournissent une excellente restauration du flux d'énergie. Une autre excellente façon de retrouver la connexion avec la terre est de passer du temps dans la nature, l'énergie terrestre peut être absorbée par une simple marche dans la nature.

Nourriture

Partout dans la nature, dans la croissance des arbres, des plantes et des herbes, il y a une multitude de couleurs. Chaque plante dans la nature possède des modèles énergétiques uniques qui peuvent souvent être décomposés en formes fractales, associées à la géométrie sacrée.

Nous avons perdu le contact avec le monde réel, nous lui manquons de respect parce que nous ne voyons plus son interrelation avec nous et notre survie. Nous ne sommes pas obligés de pêcher, de chasser ou de cultiver notre nourriture, nous ne fourrageons plus comme nos ancêtres le faisaient et travaillons dur pour nos éléments essentiels que la terre mère nous donnait et nous manquons donc de gratitude en retour. Lorsque vous prenez quelque chose de la nature, une pierre, un cristal, une branche d'arbre, laissez derrière vous une offrande de Tabac pour remercier la terre mère. Ne prenez pas plus que ce dont vous avez besoin, gardez la terre propre, recyclez autant que vous le pouvez.

La nature est l'alliée la plus proche du remède naturel du chaman. Demandez toujours la permission à la plante ou à l'arbre avant de les récolter. Je l'ai fait quand j'ai pris un semis de chêne de Californie. Il faisait environ 3 pouces de haut et il voulait venir avec moi. Alors, je l'ai replanté chez moi. J'ai découvert plus tard que le propriétaire les arrachait simplement du sol en tant que croissance indésirable. Il mesure plus de 6 pieds de haut après seulement 5 ans de croissance heureuse dans ma cour avant. Il a dû s'adapter au froid, mais il aime son nouvel espace.

Une alimentation saine, une eau propre et vibrante, et beaucoup de sommeil et de relaxation sont essentiels pour avoir des systèmes énergétiques sains. Un stress continu élevé crée de graves dommages dans les auras et les chakras ainsi que dans le corps physique. Une alimentation saine consiste également à varier et à essayer de manger la nourriture sans enlever tous ses nutriments. Consultez des chapitres spécifiques pour voir quels aliments renforcent la force et l'équilibre d'un chakra.

Il est important que vous regardiez votre nourriture, que vous la mangiez lentement et que vous la savouriez. Une partie de la nourriture que nous choisissons sera pour la vibration qu'elle fournit, mais la couleur nous affecte également à travers nos yeux et donc la présentation de la nourriture est tout aussi importante que le goût.

Maîtres ascensionnés

Les maîtres ascensionnés sont associés à certains chakras. Les rayons sont la lumière qui brille des maîtres, car ils sont les gardiens de certaines qualités ou énergies qu'ils transmettent à travers leur lumière. Si un maître ascensionné résonne avec vous, il vous aidera avec plaisir, quelle que soit la couleur de rayon qu'il détient. Ce sont des maîtres et ils se consacrent à la croissance de l'humanité.

Archanges

Le même principe s'applique aux archanges. Si vous travaillez en étroite collaboration avec un archange ou ressentez une certaine affinité avec un archange spécifique, vous pouvez continuer à travailler avec lui. Mais certains Archanges ont été associés à certaines tâches et fonctionnent très bien avec certains chakras. Un archange est un ange de haut rang. Le mot "archange" lui-même est généralement associé aux religions abrahamiques, mais des êtres très similaires aux archanges se retrouvent dans un certain nombre de traditions religieuses. Les archanges sont l'un des neuf ordres d'anges que Dieu a créés pour être ses messagers. Chacun des sept archanges a reçu des cadeaux spéciaux et a été chargé d'aider les gens d'une manière spécifique.

Méditation

Les bienfaits de la méditation sont de procurer un état de bien-être émotionnel et physique. L'idée est d'atteindre un état de santé idéal en acquérant un esprit paisible et tranquille. La méditation aide à équilibrer et à détendre le corps, l'esprit et l'âme. Parce que les chakras peuvent être influencés par des pensées négatives qui ont la capacité d'avoir un impact négatif sur les chakras, la méditation est un outil d'équilibrage énergétique efficace. D'autres techniques utilisées pour soutenir la méditation comprennent l'imagerie guidée, la relaxation corporelle, la visualisation et les techniques de respiration. La méditation et la respiration consciente sont essentielles pour nettoyer vos chakras. En utilisant l'énergie pour nettoyer et revitaliser votre chakra et réaligner tous vos corps autour de votre canal central et de vos chakras principaux. Vous pouvez utiliser ma chaîne you tube pour revoir ma méditation Chakra.

Il existe une méthode de méditation spécifique décrite dans mes vidéos qui peut être effectuée pour laver chaque chakra en tournant à gauche puis en tournant à droite. Au fur et à mesure que vous parcourez chaque chakra, visualisez la lumière purificatrice qui s'y déverse, explorez les points clés régulariser par le chakra et écoutez vos émotions, vos sentiments, les noms qui vous viennent à l'esprit. Au fur et à mesure que vous résolvez vos problèmes qui surviennent dans le passé, vous créez un espace pour que l'énergie remplisse le chakra et le ramène au moment présent. Vous devriez également passer du temps seul en prière. La prière nous relie à notre Puissance Supérieure apportant équilibre et stabilité émotionnelle. Le pouvoir de la prière peut être assez étonnant. Ces pratiques dynamisent et soignent nos systèmes énergétiques.

Aura

L'aura est présente dans tout ce qui est vivant, une plante, un arbre, des cristaux, des humains et des animaux. Chez les humains en bonne santé, il peut s'étendre jusqu'à 30 pieds autour de vous. Vos pensées, vos mots sont également faits de la même énergie et se projettent à chaque fois que vous les créez. On peut en dire autant des croyances et de la foi. Le brossage aurique ou le fait que quelqu'un passe ses mains sur votre aura de haut en bas peut aider à libérer les blocages dans vos auras. Vous devez prendre conscience de vos pensées, paroles et actions et voir comment chacun affecte vos champs énergétiques et donc reconnaître comment ils affectent votre environnement. Vous êtes cocréateur de la vie que vous vivez. Changez vos pensées, vos paroles et vos actions et vous changerez le monde dans lequel vous vivez.

Chapitre 3: Espace Sacré

La compensation énergétique est importante en raison de toutes les interactions que nous avons au cours d'une journée. Nous sommes constamment affectés par les échanges énergétiques des espaces publics, de votre résidence, des interactions personnelles, de vos pensées et de vos émotions. Un moyen facile de vous nettoyer et de nettoyer votre espace consiste à utiliser le maculage. Le maculage peut être fait avec un nettoyage par le feu et un nettoyage à l'eau. Comme pour tout travail spirituel, vous ne devez pas consommer de drogues ou d'alcool avant ou pendant la session. Il est important que vous vous enraciniez et cela peut être fait grâce à la méditation de nettoyage des chakras qui vous aide à déplacer l'énergie le long de votre canal central dans chaque chakra s'enfonçant profondément dans la terre mère avec une respiration profonde.

Bénédiction de la maison

Avant de commencer, rassemblez les éléments dont vous aurez besoin. Vous préparerez de l'encens, une bougie, un briquet ou un livre d'allumettes, de la sauge mais vous pouvez également utiliser de l'encens et de la myrrhe, qui sont une combinaison courante dans leurs rituels pour nettoyer les espaces, une grande plume ou un éventail et une bouteille d'eau. Assurez-vous que les fenêtres sont légèrement ouvertes dans la maison. En commençant à l'extérieur, certaines personnes aiment effectuer ce rituel avec un partenaire ou un ami pendant que vous parcourez ce processus. Pendant que vous vous tenez à l'extérieur pour commencer le processus : commencez par allumer votre bougie près de la porte d'entrée, il est préférable d'avoir la chandelle à l'intérieur d'un contenant en verre pour que le vent ne l'éteigne pas. Fermez les yeux et imaginez une flamme allumée dans votre propre corps. Revenez à l'entrée du terrain et placez l'encens juste avant l'entrée sur le terrain. Dites votre prière demandant à votre puissance supérieure d'envoyer la lumière et de purifier la terre et la maison.

~ Grands Esprits, (indiquez votre nom) et (si vous avez un partenaire), j'allume cette flamme de feu, pour nettoyer, nettoyer et protéger ma maison et ma terre des énergies négatives du présent et du passé.

Ensuite, prenez la sauge ou le bâtonnet de Palo Santo et soulevez-le devant vous. Allez vers l'est et pendant que vous marchez, étalez la fumée avec une plume ou un éventail. A l'est, invoquez frère Aigle. La médecine de l'aigle est de vous aider à résoudre vos problèmes, vous aide à voir la situation dans son ensemble et les moindres détails pour atteindre vos objectifs. Marchez jusqu'au coin du terrain et plantez des bâtons d'encens et marchez vers le sud, appelez frère Coyote. La médecine du coyote aide à ramener le rire, à éliminer les commérages et à mieux communiquer. Marchez jusqu'au coin de la terre et plantez des bâtons d'encens et marchez vers l'ouest, appelez frère Ours. La médecine des ours aide à vous donner de la force et à savoir quand il est temps de travailler et quand il est temps de se reposer. Il vous aide à posséder votre espace sans avoir à vous battre pour cela. Marchez jusqu'au coin de la terre et plantez des bâtons d'encens et marchez vers le nord, appelez frère Buffalo. La médecine Buffalo aide à donner une vision, à établir des objectifs à long terme, à vous aider à envisager l'avenir avec optimisme. Marchez jusqu'au coin du terrain et plantez des bâtons d'encens et dirigez-vous vers la porte d'entrée.

Avant d'entrer dans la maison, vaporisez le cadre de la porte avec la bouteille d'eau. Entrez et apportez la bougie avec vous et placez-la dans la pièce principale, et allumez de l'encens de votre choix à brûler pendant le nettoyage de la maison. Laissez la fumée de la sauge pénétrer dans chaque pièce. Imaginez la fumée éliminant les énergies autour de vous en la remplaçant par une lumière blanche claire et brillante des forces divines. Commencez face à l'est et marchez dans le sens des aiguilles d'une montre, attisant la fumée au fur et à mesure. Vous faites à nouveau appel à la médecine animale de l'aigle, du coyote, de l'ours et du buffle. Gardez à l'esprit la fonction de la pièce.

Par exemple:
La Chambre:
Frère aigle aide à lever mes soucis et me donné une vision dans ma vie personnelle. Frère coyote m'apporte des messages clairs dans mes rêves. Frère ours me permet de me détendre et de me reposer tranquillement la nuit. Frère buffle me donne une vision dans mes rêves et laisse-moi voir quel message m'est envoyé par mon moi supérieur.

Cuisine:
Frère aigle lève les nuages et l'ambiguïté et me laisse voir les détails de ma vie tout en maintenant le but de ma vie. Frère coyote aide-moi avec une communication claire et de l'humour et supprime la tentation de commérages. Frère ours aide-moi à être sain dans mes choix et à éviter la tentation. Frère buffle m'aide à envisager l'avenir et à planifier mes repas.

Lorsque vous passez devant une fenêtre, permettez à l'énergie de la maison de se déplacer à l'extérieur où elle peut être dissipée et ne plus nuire ni affecter les autres.

Vaporisez le cadre de chaque porte avant d'entrer dans la pièce, faites la même chose autour de chaque rebord de fenêtre. Une fois la pièce nettoyée dans toutes les directions, fermez la fenêtre. C'est un geste symbolique verrouillant votre protection.

Lorsque vous atteignez la dernière pièce de la maison, terminez le processus en disant :

(Votre puissance supérieure), j'apporte la bénédiction à cette maison, pour apporter le bonheur et la joie, pour assurer la sécurité et l'abondance, pour partager l'amour, l'amitié et le rire. Libérez tous les esprits attachés à cette maison ou aux objets à l'intérieur de la maison ou de la terre et permettez-leur d'entrer dans votre lumière et d'être libérés de leurs limites terrestres. Pour clôturer la cérémonie, passez quelques minutes à vous concentrer sur le terrain, la maison et voyez chaque pièce remplie de lumière et toute la demeure entourée d'un gros œuf de lumière dorée. Vous pouvez utiliser ce temps pour remercier votre puissance supérieure qui vous a aidé. Soufflez la bougie.

Vous voudrez peut-être vous approprier la terre et remercier la terre mère pour sa protection et sa bénédiction, un rosier serait un cadeau approprié, mais planter n'importe quoi fonctionnera, si vous vivez dans un condo ou un appartement, procurez-vous une plante. Soulevez le buisson ou la plante non planté et présentez-le aux forces divines. Dites quelque chose comme ceci :

(Votre puissance supérieure) Je remercie la rose et l'épine comme symbole de gratitude et d'honneur à la Terre Mère dont la lumière et l'amour brilleront à travers ses pétales de beauté, pour nous rappeler à tous vos dons. Ainsi soit-il.

Créer un espace Sacré

Dans votre espace sacré, vous devriez avoir tous vos outils à portée de main, comme un stylo, un journal, de la sauge, de l'eau, vos cristaux et une bougie. La bougie représente la lumière que vous demandez au créateur de vous envoyer. Pour l'espace sacré, le nettoyage doit être effectués avant chaque utilisation. Cela peut être fait en une minute ou deux, vous n'avez pas à faire un effort majeur. Si vous n'avez pas de sauge, vous pouvez également utiliser de l'encens. Vous avez besoin d'un espace sacré, un espace dédié à votre travail de médiation et de guérison. Vous pouvez simplement allumer une bougie et brûler de la sauge dans la pièce et marcher dans le sens des aiguilles d'une montre pour évacuer les énergies négatives et indésirables, laisser la fumée se frotter contre les murs et les objets dans la pièce. Ensuite, vous pouvez utiliser une bouteille d'eau contenant du cèdre séché et pulvériser la zone, pour définir un bouclier pour empêcher ces énergies de rentrer dans l'espace. Cela équivaut à passer un balai et ensuite à laver les sols. Bien que le balai ait enlevé les gros morceaux et l'excédent du sol, le sol n'était pas complètement propre jusqu'à ce qu'il soit lavé à l'eau. Vous souhaitez alors dynamiser votre espace à l'aide d'un surplus d'énergie. Vous pouvez faire appel à votre puissance supérieure et demander que votre espace soit baigné de lumière. Pour ceux d'entre vous qui pratiquent le travail énergétique, vous pouvez remplir la pièce ou l'espace d'énergie. Observez le nettoyage de la maison et répétez les étapes du nettoyage de la pièce.

Tout au long du livre, je fournirai des Maîtres Ascensionnés avec qui travailler et des Archanges, n'ayez pas peur de demander leur aide. Si vous connaissez un archange et un maître ascensionné, n'hésitez pas à faire appel à eux pour obtenir de l'aide. Demandez la protection de l'espace et que l'information ne vienne que pour le plus grand bien de la personne qui demande de l'aide, créez un bouclier aurique pour vous protéger de votre manque d'énergie ou de votre fuite d'énergie et vous garder ouvert et réceptif pendant votre travail de guérison. Pour ceux d'entre vous qui peuvent voir l'énergie, elle prendra la forme d'un œuf d'or assez grand pour vous entourer, vous et votre espace sacré.

Nettoyage de l'eau

Achetez une petite bouteille d'huile de rose (environ 2 onces) et un récipient en verre plus grand pour contenir un peu du mélange que vous allez devoir faire. Vous pouvez vous en procurer auprès de votre magasin d'artisanat local. Lorsque vous rentrez chez vous, versez la moitié du contenu de l'huile de rose dans la bouteille. Déchirez 4 ou 5 pétales de rose et ajoutez-les dans la bouteille. Faites bouillir de l'eau du robinet et remplissez la bouteille. Vous avez maintenant une bouteille d'eau de nettoyage rapide.

Nouvelles acquisitions

Tout nouvel objet que vous avez fabriqué ou acheté doit toujours être nettoyé avant utilisation. De plus, il est courant de doter l'objet d'une énergie spécifique pour son utilisation prévue. Par exemple, vous pouvez trouver un cristal de quartz rose que vous souhaitez utiliser pour la guérison émotionnelle. Ce cristal doit être consacré avec cette intention spécifique et utilisé uniquement à cette fin. Cela est vrai pour tout objet ou outil que vous utilisez pour un travail spirituel, que ce soit une baguette, des cristaux, un instrument et même des bougies utilisées dans votre espace sacré. Le meilleur moment pour nettoyer et consacrer de nouveaux outils ou objets est juste après leur achat. L'énergie de la Nouvelle Lune intensifie le nettoyage de nouveaux objets, mais elle est également bonne pour le re-nettoyage et la reprogrammation des objets. Vous pouvez utiliser d'autres outils que vous avez déjà dotés d'utilisations spécifiques pour vous aider à nettoyer et même consacrer un nouvel objet.

Lorsque vous nettoyez vos outils tels que le cristal, les baguettes ou les instruments de musique, vous pouvez leur donner un but. À un cristal, vous exprimez votre intention par une prière telle que : "Dieu/Déesse, je demande votre aide pour charger ce cristal avec la lumière et l'énergie du divin, avec un amour inconditionnel et la connaissance de la compréhension, dans le but de nettoyer, purifiant et dynamisant ce don." ou "Je reçois ce magnifique (nommer l'objet) avec appréciation et remerciements. Je demande aux forces divines présentes de m'aider à nettoyer, purifier et consacrer cet objet pour l'usage de (indiquer à nouveau le but). C'est une autre façon, "J'utilise la fumée de cette sauge et de ce cèdre (ou autre) pour nettoyer l'ancienne fonction de cet objet. Pour évacuer toute énergie antérieure qui existe dans ses murs, soit par intention, soit par accident. Ou, "Je demande au Dieu/Déesse de prendre les énergies négatives de cet objet et de le déplacer dans l'univers où il peut être dissipé et ne plus faire de mal à personne, pas à moi, ceux qui rencontrent cet objet à partir de maintenant vers le futur, à travers la vie de l'objet. Je demande que les énergies placées sur cet objet avant ce jour, que ce soit intentionnellement ou par accident, soient supprimées et dissipées."

Pour conclure la cérémonie, fermez les yeux et remerciez Dieu/Déesse de vous venir en aide et de guider votre énergie et vos paroles. Vous pouvez dire : « Je remercie toutes les forces qui sont venues pour leur aide, je demande que l'énergie de cet objet soit fermée dans le but de ce nettoyage et de cette redynamisation. Je demande que seul ce qui est encore nécessaire dans ma maison, mon être et l'objet demeurent jusqu'à ce que l'énergie divine ait affecté les changements positifs souhaités. Je vous bénis et vous remercie tous. Amen"

Énergie personnelle

Enfin, vous devez nettoyer et purifier régulièrement votre propre énergie. Chaque contact que vous établissez à sa propre fréquence et affecte la nôtre. Il n'est pas nécessaire que ce soit un ami proche, cela peut simplement être un chauffeur de bus ou une plante ou un animal que vous avez rencontré en cours de route. Un nettoyage régulier de votre énergie vous aidera à atteindre la clarté mentale, physique et émotionnelle. Vous pouvez dire « J'accueille (le nom de la personne) dans mon cercle avec honneur et respect. Je demande aux forces divines présentes de nous aider à nettoyer, purifier et rajeunir leurs énergies mentales/corporelles et spirituelles dans le but de (quoi qu'elles besoin, santé, une réunion spéciale à venir et ainsi de suite).

La clarté mentale vous aidera dans votre vie car elle est présente dans tout ce que vous faites. Vous y réfléchissez d'abord, puis vous vous mettez en mouvement. Il n'y a pas d'actions qui ne soient pas affectées par nos pensées d'abord, nous opérons simplement à un niveau plus subconscient mais les pensées sont toujours nécessaires et affectent toutes nos activités quotidiennes telles que la cuisine, le jardinage, la couture, les études, la randonnée ou bien d'autres activités différente types d'activités. Votre corps mental a besoin d'être stimulé, d'apprendre de nouvelles choses et d'être mis au défi ou stimulé. Nous devons apprendre, nous intéresser et nous passionner pour quelque chose à tout moment de notre vie. Comme le dit l'adage, si vous ne l'utilisez pas, vous le perdrez.

La clarté physique est la plus insaisissable car dans notre société, nous apprenons à masquer nos symptômes à la seconde où nous ressentons un inconfort. Nous masquons les messages que nous recevons et ignorons les avertissements. Nous continuons à pousser, à travailler plus d'heures, à pousser notre système au-delà de sa capacité à faire face, puis nous couvrons les autres symptômes avec des médicaments plus puissants. La clarté physique signifie que vous vivez en harmonie avec votre corps, que vous respectez vos limites et que vous reconnaissez que les limites ne vous affaiblissent pas. Vous vivez en harmonie avec votre environnement et êtes capable de créer un espace pour des choix sains et équilibrés.

La clarté émotionnelle vous aide à exprimer vos émotions aux autres, avec un système équilibré, vous pouvez le faire avec compassion et amour. Il vous permet de donner et de recevoir l'amour de la famille, les amis et la communauté sont importants. Pendant que vous nettoyez votre énergie avec des nettoyage à la sauge et des nettoyages d'eau, clarifiez votre intention, vous pourriez dire quelque chose comme : « Nettoie et purifie-moi afin que le dessein et les énergies divines entrent dans ma vie et m'aident dans la mission et les leçons de cette vie ». Vous pouvez vous référer à la vidéo de nettoyage avec la sauge sur YouTube. http://www.SonyaRoy.com.

Chapitre 4: Chakra de Base

Les connaissances rassemblées ici sont basées sur des recherches exhaustives dans des publications occidentales et des informations plus ésotériques provenant des anciens Égyptiens, des livres tibétains et des livres indiens. Le thème central du chakra de base dans le système égyptien ou plus communément connu sous le nom de chakra racine est le centre énergétique associé à vos besoins de survie les plus élémentaires. Il concerne les questions familiales, la petite enfance, les questions financières, les problèmes parentaux, l'identité physique et est orienté vers l'auto-préservation. La base puise son énergie dans le sol et enracine le corps et l'âme à la terre. Il est lié aux besoins les plus élémentaires, tels que l'instinct, la sécurité, la survie et le potentiel humain. Idéalement, ce chakra nous apporte santé, prospérité, sécurité et présence dynamique.

Le chakra racine est situé dans les pieds. Le chakra de base est situé à la base de la colonne vertébrale, pour le reste du livre quand je me réfère au chakra racine, je me réfère aux pieds.

13 chakras de l'Ancienne Égypte

Les notions de bases du chakra de base

Emplacement	A la base de la colonne vertébrale. Il correspond au périnée
Énergie	Yin
Élément	Terre
Mantra	LAM (prononcée LANG), ou je suis.
Son	C note, 400 to 484 cycles par seconde ou hertz.
Organes	Il représente principalement les organes sexuels.
Colonne vertébrale	Il englobe les trois premières vertèbres du plexus pelvien.
Système endocrinien	Ovaires, testicules, contrôlent le développement sexuel et sécrètent des hormones sexuelles.
Couleur	Rouge et peut prendre différentes teintes selon le niveau d'énergie du chakra.

Les Fonctions Principales :

Les thèmes du chakra de base sont la sécurité, l'enracinement, le droit de vivre, la sécurité et l'argent. Tout ce qui a à voir avec la survie, la préservation de soi et les besoins vitaux.

Le chakra de base fournit la base sur laquelle nous construisons notre vie. Il nous aide à grandir et à nous sentir en sécurité pour explorer tous les aspects de la vie. Il est lié à nos sentiments de sûreté et de sécurité, qu'ils soient physiques concernant nos besoins corporels ou métaphoriques concernant le logement et la sécurité financière. Pour résumer, les premières questions sur les chakras tournent autour de l'idée de survie et de sécurité.

Chakra Déséquilibrée

Le chakra déséquilibré présente une multitude de symptômes dépendant si les symptômes passent par le corps physique, émotionnel, mental ou spirituel. Plutôt que de nous considérer comme malades ou coincés avec une maladie, nous devons commencer à reconnaître que c'est une énergie déséquilibrée qui crée la maladie. Nous ne sommes pas malades, c'est que nous ne sommes pas équilibrés. Le déséquilibre se présente sous de multiples formes selon les corps dans lesquels il se trouve.

Physique:

Les symptômes peuvent inclure un manque de contrôle, comme le surpoids ou la tentative de contrôler quelque chose par l'anorexie ou la boulimie. Il se présente également sous forme de fatigue, de douleurs lombaires, de dysfonctionnement sexuel, d'agitation, de troubles sanguins, de problèmes menstruels, d'infections à levures et de problèmes de prostate ou rectaux allant du blocage au cancer.

Éthérique:

Ce corps contient des souvenirs ou des programmes auxquels vous vous êtes habitués à travers votre foi, votre famille et votre culture. Vos souvenirs vous empêchent d'avancer et de vous sécuriser dans votre vie, vos finances et votre corps. Cela concerne entièrement votre système de croyances et, comme toute autre chose, il peut devenir déséquilibré. Vous avez peut-être été amené à penser qu'un homme peut vous frapper, ou que vous n'avez pas votre mot à dire si quelqu'un veut avoir une relation sexuelle avec vous, ou que vous ne pouvez pas réussir par vous-même et que vous devez compter sur les autres pour subvenir à vos besoins.

Mentale:

La personne présentera une peur du manque sous forme d'avarice et de cupidité et vivra constamment en mode survie. Une personne avec un chakra déséquilibré n'a pas la foi que l'univers prendra soin d'elle. La personne peut être excessivement négative et critique. Ils sentiront qu'ils n'ont aucun contrôle sur leurs pensées, ce qui conduit à une mauvaise prise de décision.

Émotionnel:

La personne peut se sentir en colère, colérique, belliqueuse, impatiente, inhabituellement agressive, peu sûre d'elle ou anxieuse. Une personne peut avoir tendance à jouer. Ils sont en mode de survie constant et ne se sentent jamais en sécurité.

Spirituel:

La personne se sent souvent sans fondement, spatiale et perdue dans ses pensées. C'est la racine des addictions (sexuelles, alcool, stupéfiants, nourriture, jeu, etc.) autrement dit, si vous avez une dépendance, votre chakra est déséquilibré.

Guérir votre chakra de base

Le chakra de base est à la base de la ligne des chakras traditionnels. Si votre chakra de base est déséquilibré ou complètement bloqué, cela ne signifie pas que tous vos chakras sont dans la même position. Mais un chakra déséquilibré affecte la circulation de l'énergie dans son ensemble, il est donc important d'examiner chaque chakra et de déterminer comment chacun est affecté.

Considérez si vous reconnaissez certains des symptômes énumérés dans ce chapitre, puis référez-vous au chapitre 2 pour utiliser les techniques pour dissoudre les blocages avant de continuer avec d'autres chakras. Il est important de concentrer votre temps et votre énergie sur le bon fonctionnement d'un chakra, plutôt que d'essayer de tout réparer en même temps. La guérison complète d'un chakra renforcera également les autres en fournissant un plus grand apport d'énergie et une meilleure circulation dans tout le corps. N'oubliez pas que la méthode de guérison est la même pour tous les chakras, mais la pierre, l'odeur, la nourriture ou la posture de yoga spécifiques seront différentes.

Vous n'avez pas besoin d'utiliser toutes les méthodes présentées au chapitre 2, car, par exemple, vous ne connaissez peut-être pas le yoga ou n'êtes pas physiquement prêt à pratiquer le yoga, mais vous pouvez utiliser l'aromathérapie ou les cristaux pour commencer. Pour rééquilibrer un chakra, il n'est pas obligatoire ou nécessaire d'utiliser toutes les méthodes ci-dessous, mais vous avez le choix entre une grande variété. Sélectionnez simplement celui qui convient à votre style de vie.

Pour commencer, vous pouvez simplement vous engager dans des activités de mise à la terre qui vous aident à vous connecter à la nature, comme le jardinage, la marche ou la randonnée. Il est important que vous vous sentiez en sécurité dans votre environnement, alors peut-être ajouté une plante à proximité.

Aroma thérapie:

Vous devriez envisager d'utiliser des parfums terrestres d'huiles essentielles telles que le cèdre, le clou de girofle, le cyprès, la myrrhe, le patchouli, le romarin, le bois de santal ou ylang-ylang.

Nourriture:

Vous pouvez aider à équilibrer le chakra de base en ajoutant des aliments naturellement de couleur rouge, tels que des betteraves ou des fraises. Ajoutez également des légumes-racines, comme des panais, des carottes et des pommes de terre. Le chakra de base peut également être équilibré en mangeant du soja, du tofu, des œufs et des haricots qui sont tous une bonne source de protéines. Les épices telles que le gingembre et l'ail sont également recommandés.

Roches et cristaux :

Des cristaux et des pierres de couleur rouge sont associés au chakra de base

Basé sur la couleur :

Cinnabrite, cornaline rouge, grenat, hessonite, japse rouge, œil de tigre rouge, pierre de soleil, tigre de fer

Fréquence:

Ou ils peuvent être identifiés par des fréquences : Aventurine verte, calcite cobalto, calcite orange, calcite vert, chrysobéryl, chrysoprase, citrine, cuivre, crocoïte, diamant, dioptase, émeraude, hématite, infini, jade néphrite, jaspe dalmatien, jet, l'agate à bandes noires, l'agate de feu, l'agate mousse, marbre picasso, morganite, œil de tigre, œil de tigre bleu, pétalite, pierre bleue de preseli, pyrite, quartz aura arc-en-ciel, quartz aura champagne, quartz doré, quartz fumé, quartz mandarine, rose du désert, rubis, saphir noir, sardonyx, serpentine, shiva lingam, soufre, topaze mystique, tourmaline verte, vanadinite

Yoga :

Vous regardez les asanas de base tels que :

• Penchement debout vers l'avant • Uttanasana
• Guirlande ; squat du yogi • Malasana
• Flexion avant de la tête aux genoux • Janu sirsasana
• Angle lié inclinable • Supta baddha konasana
• Courbure vers l'avant jambes larges • Prasarita padottanasana
• Guerrier II • Virabhadrasana II
• Arbre couché ou arbre debout • Vrksasana
• Posture soulageant le vent • Pavanamuktasana

Méditation:

La méditation pour ouvrir votre chakra de base peut être effectuée avec les bols de cristal. Pendant que vous jouez, vous réalignez les vibrations du corps pour atteindre un état d'équilibre. Vous pouvez également utiliser des bols ou des cloches tibétaines pour créer le même effet. YouTube possède plusieurs méditations gratuites avec des bols si vous ne possédez pas de bols. Pendant votre méditation, vous pouvez commencer à placer vos mains dans une position de yoga appelée Mudras. Cette forme de yoga est associée au placement des mains pour stimuler et générer un courant électrique dans un chakra spécifique.

Pour le chakra de base, vous pouvez utiliser la formation **Gyan Mudra**. Cette position consiste simplement à joindre le pouce et l'index et à laisser les autres doigts ouverts, les mains posées sur les genoux.
Il y a aussi **Abhaya Mudra** ou Intrépidité : Tenez la main droite légèrement en coupe à hauteur d'épaule, la paume tournée vers l'extérieur. Laissez le coude droit tomber près de la taille.
Prithivi Mudra ou Centrage : En étendant les deux bras vers l'extérieur, touchez le bout des pouces au bout des annulaires. Laissez les autres doigts s'étendre tout droit, paumes vers le haut. Reposez le dos des mains sur les cuisses, les genoux ou sur les cuisses.
Pranidhana Mudra ou Abandonnez-vous : en rapprochant les mains, reliez les bouts de l'index et de l'auriculaire. Pliez le majeur et l'annulaire pour toucher le bout des pouces. Reposez les mains devant le ventre, les poignets sur les cuisses.

13 chakras de l'Ancienne Égypte

Maître Ascensionné:

Seraphis Bey est traditionnellement associé au chakra de base et connu pour apporter joie, pureté et discipline. Vous pouvez également faire appel à Lakshmi, L'homme vert et Hina.

Archange:

La littérature associe l'Archange Gabriel et l'Archange Espoir au chakra de base.

Kundalini:

Kundalini est connue sous le nom de Qi et fait partie du système énergétique appelé Orbite Microcosmique. Kundalini est l'énergie féminine qui sommeille et s'enroule à la base de la colonne jusqu'à ce qu'elle soit éveillée et voyage à travers tous les chakras, montant et canalisant l'énergie. Cette montée d'énergie joue un rôle central dans l'éveil spirituel. Cela représente un éveil, mais au-delà, c'est lorsque l'énergie se déplace à travers nous et à travers tous les chakras. Il est représenté comme un serpent car il tisse l'énergie dans et hors des chakras selon un schéma qui ressemble à la façon dont un serpent se déplace. Il commence au chakra de base et se faufile à travers chaque centre de chakra jusqu'à la couronne. Ce mouvement énergétique aide à équilibrer les centres des chakras et à maintenir l'équilibre des cinq corps. Appelée à tort énergie sexuelle, il s'agit simplement d'énergie déplaçant et reliant les différents chakras les uns aux autres. C'est aussi une énergie équilibrée qui contient à la fois le masculin et le féminin, chacun voyageant dans des directions opposées et se rencontrant au centre de chaque chakra alors qu'ils voyagent de haut en bas à travers les cinq corps, pas seulement le corps physique.

Vous trouverez ci-dessous quelques exemples de la manière dont la Kundalini peut être utilisée pour des thèmes spécifiques, tels que la sexualité, les finances et la croissance de l'humanité.

Kundalini Sexuel:

Ici, l'énergie sexuelle est primordiale et a pour objectif principal la reproduction et la pure satisfaction des désirs physiques sans autre implication. Ce n'est pas un viol, regardez mère nature. La femelle sélectionne le mâle qui concourt pour le privilège de se reproduire, mais la femelle choisit le mâle qui a les meilleures chances pour que sa portée survive et s'adapte. Un exemple de Kundalini coincé dans le chakra de base se représenterait comme une aventure d'un soir, un acte physique vide sans liens émotionnels. C'est une interaction sexuelle limitée aux désirs sexuels mais pas de nature bestiale, elle ne représente donc pas un viol ou un manque de libre choix entre les partenaires.

Kundalini Financier:

Si la Kundalini est coincée dans le chakra de base, elle peut se manifester chez une personne bloquée en mode survie. D'où vient l'argent de mon loyer ? Comment vais-je régler mes factures? Comment puis-je manger ? Comment puis-je subvenir à mes besoins de base ? La personne s'inquiète constamment de la satisfaction de ses besoins fondamentaux.

Kundalini de l'humanité:

L'humanité dans son ensemble prend beaucoup plus de temps pour grandir et apprendre. Une leçon doit imprégner tout le subconscient de chaque âme pour devenir active et passer au prochain chakra. Considérez-le comme le début de l'humanité, où nous avons commencé comme des hommes des cavernes, toujours à la recherche de nourriture, d'un logement et d'une protection, avec nos vies constamment en danger.

Chapitre 5: Chakra Sacral

Le 2e chakra est à mi-chemin entre les préoccupations de survie du chakra de base et l'expression de la volonté du chakra du plexus solaire. Ce chakra est le centre de nos émotions. Elle soutient l'épanouissement personnel et la formation de l'identité par la relation aux autres et au monde.

Les notions de bases du chakra Sacral

Emplacement	Il est situé sous le nombril, à environ 2 ou 3 pouces sous le nombril dans le bas-ventre.
Énergie	Yang
Élément	Eau, le chakra sacral est associé à l'élément eau, caractérisé par le flux et la flexibilité de notre pensée et de nos émotions.
Mantra	VAM ou je ressens
Son	D note, 484 à 508 Hz
Organes	Vessie, prostate, reins, vésicule biliaire, intestin, rate. Il est associé au système lymphatique.
Colonne vertébrale	Il est situé au niveau des vertèbres lombaires.
Système endocrinien	Glandes surrénales qui régulent le système immunitaire et le métabolisme
Couleur	Orange

Les Fonctions Principales :

C'est là que nous nous connectons au monde extérieur. C'est notre capacité à accepter les autres et les nouvelles expériences. Il nous relie aux autres par le sentiment, le désir, la sensation et le mouvement. Lorsque le chakra sacral est équilibré, vous vous sentez en harmonie avec la vie. Vous êtes capable de vous exprimer de manière créative et de mûrir à chaque nouvelle expérience que la vie vous offre, bonne ou mauvaise.

Ce chakra est aussi le centre de la recherche du plaisir, qu'il soit sensuel ou à travers vos expériences de la vie quotidienne. Nous vivons la vie à travers les sens, qu'ils soient auditifs, gustatifs, tactiles ou visuels, qui régissent les besoins émotionnels de base, la sexualité, la créativité et l'expression.

Un chakra sacral équilibré vous permet de vivre l'intimité et l'amour librement et pleinement, d'être honnête et sans jugement sur vos désirs, et de vivre comme vous-même sans crainte.

Ce chakra concerne également l'ingéniosité, l'utilisation de l'environnement, de la famille et des amis, et notre créativité pour atteindre nos objectifs. Cela se fait de manière respectueuse, où tout le monde en profite, et où l'échange est équilibré.

Chakra Déséquilibrée:

Ce chakra est basé sur l'échange et la relation avec le monde extérieur. Par conséquent, un chakra déséquilibré se représenterait comme un manque ou une incapacité à interagir avec les autres ou un manque ou une perte de créativité. Cela signifie également que vous avez perdu l'équilibre entre ce que vous prenez et ce que vous donnez ou contribuez. Vous aurez peut-être l'impression d'avoir perdu le contrôle de votre vie et de ne plus pouvoir reprendre du poil de la bête.

Physique:

Voici quelques indications physiques qu'il y a un problème avec le chakra sacral. Tout problème lié à la sexualité. Qu'il s'agisse d'un manque de désir ou de satisfaction sexuelle ou d'une obsession sexuelle. L'un indique un chakra hyperactif tandis que l'autre indique un chakra sous-actif. Maladie physique liée aux organes dynamisés par le chakra sacral telle qu'une infection urinaire ou de la vessie, constipation, infertilité, grossesses extra-utérines ou fausses couches multiples, syndrome prémenstruel, anémie, hypoglycémie (faible taux de sucre dans le sang), douleurs lombaires, impuissance, rate et rein questions.

Éthérique:

Comme votre corps éthérique conserve la mémoire de vos sentiments, si vous perdez le contact avec vous-même, vous pouvez vous sentir engourdi, déconnecté de vous-même.

Mentale:

Être mentalement déconnecté du monde réel vous amène à vivre dans des fantasmes et à perdre votre capacité à être créatif. Notre manque de connexion vous empêche de faire face aux changements dans votre vie. Sur un plan plus psychologique, une personne peut être dépendante ou co-dépendante ou dans une relation malsaine et parfois abusive. Une personne peut sembler arrogante mais ressentir simplement un détachement ou manipuler l'environnement ou une personne pour sa propre satisfaction.

Émotionnel:

L'anxiété et la peur sont présentes dans tout chakra déséquilibré. Dans le chakra sacral, l'anxiété vient du fait de se sentir coincé dans un sentiment ou une humeur particulière, une manie, une agressivité qui ne semble pas la vôtre. La peur dans le chakra sacral se représente comme un auto-sabotage, ou la peur du bonheur ou du plaisir. Cela peut conduire à l'impuissance ou à la frigidité chez les femmes.

Vous pouvez ressentir les émotions plus fortement que d'habitude, avoir de graves sautes d'humeur ou apparemment prospérer dans les conflits et les drames qui conduisent à de mauvaises limites personnelles. Cela peut conduire une personne à la jalousie car elle ne peut faire confiance à personne autour d'elle. Envier les autres représente aussi le sentiment que nous ne sommes pas satisfaits, que nos besoins ne sont pas satisfaits. Si vos émotions sont disproportionnées par rapport à la situation, essayez d'en être conscient et d'équilibrer vos émotions.

Si vous vous rendez compte que vos émotions sont hors de proportion avec la situation, essayez de prendre conscience de la situation et commencez à travailler sur un comportement plus responsable et approprié. C'est le moment de rééquilibrer vos émotions.

Spirituel:

Le corps spirituel est affecté par un chakra sacral bloqué par l'incapacité à créer des liens avec les mentors, les enseignants et le rejet des idées spirituelles basées sur la colère et les faux jugements Il ferme votre esprit aux nouvelles idées, aux nouveaux concepts qui pourraient vous aider à grandir dans votre foi et votre âme.

Guérir votre chakra sacral

D'abord et avant tout, guérir votre chakra, c'est guérir le flux d'émotions, en les gardant équilibrés et cohérents avec la situation. Pour commencer, vous pouvez simplement vous adonner à des activités nautiques. Pour le chakra de base, nous avions besoin de terre pour nous aider à nous ancrer. Ici, nous avons besoin d'eau, d'être à proximité d'eau libre comme des lacs, des rivières, des ruisseaux ou l'océan. Si possible, touchez l'eau, si vous ne pouvez pas nager dedans, laissez au moins vos pieds toucher l'eau pour qu'elle puisse absorber l'énergie. La plupart des villes ont des parcs aquatiques, mais si cela est difficile d'accès, vous pouvez simplement prendre un bain ou une douche. C'est le moment d'entrer en contact avec le monde qui vous entoure en contactant vos amis ou votre famille, en participant à un sport d'équipe ou en suivant un cours. La meilleure façon d'équilibrer votre chakra sacral est de vous reconnecter.

Un autre moyen simple et efficace d'engager votre chakra sacral est de porter la couleur orange comme vêtement, accessoire ou bijou. Ajoutez de la couleur à votre décoration intérieure ou à votre bureau.

Aroma thérapie:

Les huiles essentielles à considérer pour équilibrer le chakra sacral sont la bergamote, la cardamome, les agrumes, la sauge sclarée, le jasmin, l'orange, le patchouli, la rose, le bois de santal, l'ylang-ylang.

Nourriture:

Légumes:

Les légumes de la variété orange aideront également le chakra sacral à s'équilibrer. Vous pouvez choisir entre carottes, poivron orange, potiron, courge musquée, patate douce

Fruits:

Vous pouvez choisir parmi des oranges, des melons, des noix de coco et d'autres fruits sucrés tels que des mangues, des pêches, des nectarines, des abricots et des ananas.

Épices:

Coriandre, cannelle, graines de carvi, caroube, fenouil, graines de sésame.

Roches et cristaux :

Basé sur la couleur :

Ambre, calcite orange, cornaline, chiastolite, crocoïte cuivre, halite, l'agate de feu, marbre picasso, opale de feu, pietersite, pierre de soleil

Fréquence:

Calcite vert, cinnabrite, grenat, iolite, jaspe jaune, l'agate à bandes grises, l'agate à bandes noires, larme d'apache, malachite, mookaite jaune, obsidienne flocon de neige, œil de tigre, pierre de lune, olivine, préhnite, pierre bleue de preseli, quartz aura arc-en-ciel, quartz aura champagne, shiva lingam, soufre, topaze dorée, unakite.

Yoga :

Cette pratique de yoga des chakras doit être lente et détendue plutôt que rapide ou trop difficile, par exemple :

• Pose d'angle lié inclinable • Supta Baddha Konasana
• Posture demi-grenouille • Ardha Bhekasana
• Virage avant assis grand angle • Upavistha Konasana
• Visage de vache • Gomukhasana
• Pigeon royal à une patte • Eka Pada Rajakapotasana
• Angle lié • Baddha Konasana
• Triangle de révolution • Parivrtta Trikonasana
• Bateau complet • Paripurna Navasana
• Chaise • Utkatasana
• Planche de côté • Vasisthasana
• Demi-Lune • Ardha Chandrasana

- Déesse
- Utkata Konasana
- Crocodile
- Makarasana
- Pose de bûche de feu
- Agnistambhasana

Méditation:

Méditer sur la couleur orange est un autre excellent moyen non seulement de guérir et d'activer le chakra sacral, mais aussi d'améliorer votre concentration en envisageant un lotus orange ou une lune ou une boule orange dans le chakra sacral. Gardez cette image dans votre esprit pendant quelques minutes tout en respirant profondément.

Vous pouvez également écrire dans votre journal vos émotions comme moyen d'exploration, pour trouver les origines, le siège de vos émotions. Vous vous demandez ce qui m'attire ? Qu'est-ce qui me dégoûte ? Comment guide-t-il la façon dont vous vivez votre vie ? À quel point vous sentez-vous attirant ? Avez-vous confiance en votre image de vous-même ou vous jugez-vous en fonction d'influences extérieures ? Vous sentez-vous gouverné par vos émotions ? Vos émotions sont-elles en équilibre avec ce qui les provoque ? Vous adonnez-vous souvent aux petits plaisirs de la vie au point de perdre l'équilibre (obsession) ? Vous sentez-vous égoïste pour profiter d'une friandise ou lorsque vous vous achetez quelque chose ? Savez-vous quelle est votre passion dans la vie ? Êtes-vous capable de l'exprimer? Vous sentez-vous engourdi ou éveillé ?

Pendant la méditation, continuez à travailler sur la position de vos mains

Dhyani Mudra Reposez le dos de votre main droite dans la paume de l'autre avec le bout des pouces touchant légèrement.
Mira Mudra ou Nourriture : Joindre les bouts des pouces aux bouts des auriculaires sur la même main. Apportez les doigts et les pouces joints de la main principale pour toucher les pointes. Étendez les autres doigts vers le haut et joignez les bouts des annulaires ensemble. Laissez les mains reposer sur les genoux juste en dessous du nombril.
Trimurta Mudra ou harmonie : Tenez les mains devant le bassin vers le bas. Touchez les bouts des pouces ensemble et connectez les index pour former un triangle. Reposez les mains sur les genoux, paumes tournées vers l'intérieur.
Matsya Mudra ou Fluidité : Placez la paume droite sur le dos de la main gauche, les deux mains tournées vers le bas. Gardez tous les doigts empilés tout en étendant les pouces sur le côté. Tenez les mains avec les doigts s'étendant vers l'extérieur loin de l'abdomen.

Maître Ascensionné :

Isis, Pallas Athéna, Tara Blanche

13 chakras de l'Ancienne Égypte

Archanges:

Archange Métatron, Jophiel et Gabriel.

Kundalini

Kundalini est en constante évolution et essaie de monter à la couronne. Il suit l'énergie du chakra et notre évolution dans nos cinq corps (physique, éthérique, mental, émotionnel et spirituel). La Kundalini ne pourra pas grandir si notre chakra est bloqué. Les exemples ci-dessous montrent un exemple sain et équilibré d'une Kundalini montante.

Kundalini Sexuel:

Ici, l'énergie sexuelle évolue d'une aventure d'un soir à une relation. Nous recherchons une connexion par opposition au sexe simple d'esprit et à la satisfaction immédiate en évoluant à un échange d'équilibre à long terme et de la satisfaction des besoins de l'autre.

Kundalini Financier:

Le chakra sacral concerne les relations et les désirs. Le Kundalini financier évolue dans l'utilisation de nos ressources, que ce soit de l'argent ou des services, non pas pour la seule satisfaction de nos désirs mais pour notre communauté. L'argent ou les ressources peuvent être échangés ou troqués ou donnés pour le plaisir des autres. Quelqu'un qui fait don d'un terrain pour s'assurer qu'un parc sera toujours là, ou quelqu'un qui participe à une collecte de nourriture et partage sa nourriture sont d'excellents exemples.

Kundalini de l'humanité:

L'humanité dans son ensemble fait de petits pas avec de grands exemples et des enseignants. Au fur et à mesure que la connaissance est connue, la Kundalini de l'humanité s'élève. La vitesse à laquelle nous apprenons a beaucoup évolué depuis nos humbles débuts. Cependant, il nous a fallu beaucoup de temps pour apprendre à vivre en communauté et à nous débarrasser de nos peurs du manque. Nous avons finalement réalisé que la nourriture se détériore rapidement et qu'il est peut-être préférable de la partager avec un groupe et lorsqu'ils auront de la nourriture, ils partageront avec nous. Il y avait un grand saut de confiance à faire, il fallait croire qu'on aurait du soutien quand on en aurait besoin. Il est devenu plus facile de partager en vivant à proximité et ainsi des villages ont été construits. Il est également devenu plus facile de laisser les meilleurs chasseurs chasser et les meilleurs pêcheurs pêcher. Cela a créé un lieu de partage où tout le monde avait assez de nourriture. Cela a également aidé à partager les connaissances et à construire de meilleures résidences. La main-d'œuvre supplémentaire a permis de progresser, d'offrir une meilleure protection et beaucoup moins de soucis. Finalement, cela a créé un surplus qui a été échangé contre des graines ou des herbes difficiles à trouver dans certaines régions et a diversifié la source de nourriture.

Chapitre 6: Chakra du Plexus Solaire

Le plexus solaire est notre centre identitaire, c'est l'essence de ce qui vous rend unique. C'est le point où grandit votre estime de soi, votre volonté, votre discipline, votre pouvoir personnel, votre moi social, votre courage, votre confiance en vous. Ce chakra peut vous permettre d'aller de l'avant, d'aller plus loin, de sortir des sentiers battus pour réaliser vos intentions et vos désirs.

Les notions de bases du chakra de Plexus Solaire

Emplacement	Entre le sternum et quelques centimètres au-dessus du nombril dans le haut de l'abdomen
Énergie	**Yin**
Élément	**Feu** pour sa connexion au grand soleil central, à la flamme de notre âme, notre énergie vitale et la flamme éternelle.
Mantra	RAM ou je peux.
Son	E note, 508 à 526 Hz
Organes	Foie, estomac.
Colonne vertébrale	T5 à T9
Système endocrinien	Pancréas
Couleur	Jaune

Les fonctions principales:
C'est le siège de l'autonomisation, ce qui naît de votre curiosité nourrit ensuite vos intérêts personnels pour découvrir votre sens de soi.

Un plexus solaire équilibré laisse l'individu se sentir centré, avec des buts et des objectifs clairs. Vous êtes autonome et efficace et surtout non dominant dans votre pouvoir. Vous utilisez votre pouvoir pour vous et non pour profiter de quelqu'un d'autre.

C'est un excellent centre pour apporter les changements dans votre vie qui vous rendront heureux car il aide à déterminer qui vous êtes, ce que vous aimez, ce dans quoi vous êtes bon, donc vous guide vers le vous optimal. Il régit le contrôle des impulsions et maintient l'ego sous contrôle.

Chakra Déséquilibrée
Un plexus solaire déséquilibré se présente chez une personne qui a perdu ses forces, perdu son sens de l'identité, cela peut prendre de multiples formes dans les différents corps. Cette perte peut se présenter comme une personne qui n'a aucune idée de qui elle est et qui est sans vie ou comme une personne dont les préoccupations centrales sont sociales et vides de sens. L'accent étant perdu sur une fausse image extérieure, qui ne reflète pas qui est vraiment l'individu.

Physical:

Dans le corps, une personne présentera des problèmes de foie, de bile, d'ulcères ou d'autres problèmes digestifs tels que crampes, acidité, gastrite, calculs vésiculaires, brûlures d'estomac, troubles de l'alimentation, insomnie, difficulté à méditer, stress, mémoire défaillante.

Éthérique:

La mémoire détenue par le corps éthérique est qui vous êtes et qui vous devez être pour atteindre le but de votre âme. C'est là qu'une personne perd son sens de soi et qu'elle est incapable de décider de sa vie qu'il s'agisse de relations, de carrière ou de développement personnel. Ils sont coincés.

Mentale:

Une personne présenterait un entêtement excessif, un désir de contrôle de l'environnement et des personnes, perfectionniste, serait trop critique, manipulatrice et abuserait de son pouvoir à son propre avantage. Une personne serait incapable de prendre des décisions ou de mettre son énergie à réaliser ses rêves. Ils sont insensibles, méfiants, calculateurs et critiques.

Émotionnel:

La personne se présenterait comme une personne timide ou introvertie avec des problèmes de colère, incapable de reconnaître sa vérité, se sentant impuissante, égoïste et irresponsable, effrayée de perdre le contrôle ou d'être contrôlée, de graves insécurités.

13 chakras de l'Ancienne Égypte

Spirituel:

La personne est incapable de trouver un équilibre dans l'affirmation de son pouvoir personnel et le contrôle des autres. Ils n'ont aucune ambition et n'ont pas de but. Ils n'ont pas d'identité claire et sont tous des ego, pas d'âme.

Guérir votre chakra du plexus solaire
Pour commencer, vous pouvez simplement suivre un cours, développer un talent, faire quelque chose pour vous-même.

Aroma thérapie:

Anis, poivre noir, cardamome, camomille, cannelle, clou de girofle, coriandre, cyprès, gingembre, pamplemousse, genévrier, lavande, citron, citronnelle, citron vert, mandarine, néroli, romarin, menthe verte.

Nourriture:

Fruits:
Citrons, ananas, pommes jaunes, figues jaunes, kiwi jaune, poires jaunes, pastèque jaune, tomates jaunes.

Légumes:
Betteraves, rutabagas, courges d'été, navets, courges d'hiver, patates jaunes et douces, poivrons jaunes.

Autres : Riz brun, avoine, épeautre, huile d'olive, camomille, coriandre, millet, quinoa, gingembre, curcuma, romarin, sauge et thym.

13 chakras de l'Ancienne Égypte

Roches et cristaux :

Basé sur la couleur :

Ambre, amétrine, calcite dorée, citrine, danburite dorée, fluorite dorée, héliodore, hessonite, jade jaune, jaspe jaune, marbre picasso, mookaite jaune, œil de tigre, onyx arc-en-ciel, opale de feu, pyrite, quartz aura mandarine, quartz aura soleil, quartz doré, quartz guérisseur doré, quartz mandarine, schalenblende, septarian, soufre, topaze dorée

Fréquence:

Anhydrite, aragonite, aventurine rouge, aventurine vert, azurite, béryl, calcite blanc, calcite orange, cornaline, chiastolite, chrysobéryl, chrysoprase, crocoïte, diamant, dumortiérite, érythrite, fantôme de chlorite, fluorite – arc-en-ciel, grenat, iolite, jaspe dalmatien, jaspe gris, jaspe noir, jaspe océan, l'agate de feu, labradorite, météorite, mookaite, mookaite rouge, nuummite, obsidienne flocon de neige, œil de tigre bleu, œil de tigre rouge, olivine, onyx bleu, opale, opale bleue, opale de flamme violette, opale rose, opalite, pierre bleue de preseli, pierre de lune, pierre de sang, pierre de soleil, pierre dorée bleu, pietersite, quartz bleu, quartz aura rose, quartz aura arc-en-ciel, quartz lithium, quartz des neiges, quartz nirvana, quartz rose, quartz rutile, quartz fumé, rhodochrosite, rose du désert, sang de dragon, saphir bleu, sardonyx, serpentine, serpentine du mont shasta, staurolite, tanzanite, tigre de fer, topaze bleue, topaze mystique, turquoise, unakite

Yoga

Le yoga pour le plexus solaire comprend les poses suivantes :

• Pose complète du bateau • Paripurna Navasana
• Pose de la luciole • Tittibhasana
• La torsion assise • Bharadvajasana I
• Guerrière 1 • Virabhadrasana I
• Guerrière 2 • Virabhadrasana II
• Planche inversée ; • Purvottanasana
• Arc • Dhanurasana

Méditation:

Votre concentration de méditation devrait être sur vous, quels sont vos rêves, quels sont vos dons, que pouvez-vous faire, en quoi êtes-vous bon, que pouvez-vous contribuer à notre société et en faire un meilleur endroit. Concentrez-vous sur une flamme ou une bougie et voyez la puissance du feu, laissez-la éclairer votre force et votre puissance intérieures. Embrassez votre pouvoir et utilisez-le pour le bien de l'humanité. Embrassez tout ce que vous pouvez être et éliminez les doutes et les peurs que vous n'êtes pas assez.

13 chakras de l'Ancienne Égypte

Pour la position des mains pendant la méditation, vous pouvez choisir parmi les suivantes :

Hakini Mudra:
Reposez le dos de votre main droite dans la paume de l'autre en touchant légèrement le bout des pouces.

Mushtika Mudra:
Avec chaque main, recourbez les doigts vers l'intérieur, en ramenant les doigts vers les paumes, les pouces vers l'extérieur. Rapprochez les talons des mains et joignez les deuxièmes articulations des doigts. Étendez les deux pouces et rapprochez-les. Tenez légèrement les mains contre votre abdomen.

Surya Mudra:
Pliez l'annulaire de chaque main et amenez les pouces. Couvrez l'ongle de l'annulaire avec le pouce. Étendez les doigts restants. Reposez les mains sur les cuisses, paumes tournées vers le haut.

Shiva Linga Mudra:
Placez la paume gauche vers le haut devant le ventre. Fermez le poing de la main droite avec le pouce vers le haut. Placer au centre de la paume gauche.

Matangi Mudra:
Entrelacez les doigts des deux mains avec le pouce droit sur le pouce gauche. Étendez les doigts du milieu tout droit avec les coussinets des deux doigts qui se touchent. Reposez la base des poignets dans le plexus solaire juste à l'endroit où les côtes se rejoignent.

13 chakras de l'Ancienne Égypte

Maître Ascensionné :

Maître Ascensionné Lady Nada et Lord Sananda pour la paix, le service et la fraternité.

Archange :

Archange Uriel et Aurora

Kundalini

L'énergie monte d'un centre de communauté à une énergie qui est représentée par l'individualité. Ce changement se produit lorsqu'une personne, bien que faisant partie d'une communauté, pratique ses dons, ses talents et devient experte ou est reconnue pour sa contribution particulière.

Kundalini Sexuel:

La sexualité évolue vers un besoin et une individualité spécifique, ce qui plaît à un partenaire ne plaira pas forcément à un autre. C'est aussi quand, en tant qu'individu, nous sommes libres d'explorer notre orientation sexuelle, de goûter sans honte que nous pouvons vraiment embrasser qui nous sommes. Nous trouvons des moyens d'exprimer notre individualité à travers notre sexualité et notre plaisir.

Kundalini Financier:

Le plexus solaire aide une personne à établir un budget pour subvenir à ses besoins, mais aussi à individualiser ses dépenses pour aider à développer ses dons ou ses talents ou à approfondir son apprentissage dans sa carrière ou son art. Leur individualité les aide également à déterminer comment ils devraient gagner leur argent. Certains pays ont permis à leurs citoyens d'accéder gratuitement à l'enseignement supérieur, réalisant qu'il valait mieux avoir un médecin pauvre motivé plutôt qu'une personne riche qui a choisi la médecine simplement parce qu'elle paie bien et que sa famille pourrait payer ses frais d'études.

13 chakras de l'Ancienne Égypte

Kundalini de l'humanité:

Cette phase de l'humanité est arrivée très tôt lorsque certains peuples ont développé leur métier comme le tanneur, le forgeron ou la confection de vêtements, de meubles. Bien que, c'était à l'origine qui avait un certain talent qui serait formé dans un métier particulier dans une tribu où tout le monde était soigné. Les choses ont régressé à l'âge des ténèbres lorsque le fils d'un tanneur est devenu tanneur non pas parce que c'était sa vocation mais parce qu'il y était contraint. Au cours de la période de la Renaissance dans l'histoire, l'art a de nouveau été apprécié et célébré. Ce qui reste un défi à ce jour, c'est de gagner sa vie non pas parce que cela apporte du prestige et beaucoup d'argent mais parce que cela répond à l'appel de votre âme.

Chapitre 7 : Chakra des deux Cœurs

L'Égyptien croyait qu'il y avait deux chakras du cœur. Celui que tout le monde connaît, le chakra de l'amour inconditionnel et le chakra de l'amour universel. Commençons par le chakra de l'amour inconditionnel.

Les notions de bases du chakra du Cœur

Emplacement	Au centre de la poitrine, entre les seins. En tant que chakra, il est important de se rappeler qu'il est multidimensionnel et se trouve au centre du corps tout en émettant de l'énergie vers l'extérieur.
Énergie	**Yang**
Élément	**Air**
Mantra	YAM ou J'aime
Son	F note, 526 à 606 Hz
Organes	Cœur
Colonne vertébrale	T2 à T5
Système endocrinien	Thymus
Couleur	Vert

Les Fonctions Principales :

Le chakra du cœur de l'amour inconditionnel est guidé par le principe de l'amour avec une acceptation complète. La façon dont nous acceptons un enfant nouveau-né, avec amour et compassion. C'est l'amour que nous devrions avoir pour tout le monde, les accepter pour ce qu'ils sont, leurs forces et leurs faiblesses.

L'amour est une énergie transformatrice qui transmute les émotions et les expériences dans le corps physique et le relie au Cœur Spirituel. C'est un élément essentiel de toute relation, il ne s'agit pas seulement de romance, mais d'aller au-delà de la limite de l'égo et des préoccupations de soi dans la compassion et l'acceptation de tout ce qui est. Une personne avec un chakra à cœur ouvert vit en harmonie, est heureuse, passionnée, capable d'aimer et d'être aimée et pardonne. Principalement orienté vers l'acceptation de soi, et capable d'équilibrer les énergies féminines et masculines en soi.

Chakra Déséquilibrée
Le cœur déséquilibré crée un manque de connexion avec les autres mais énergétiquement il brise aussi le pont qui relie le monde physique au monde spirituel. Amener les individus à mener une vie basée sur les besoins physiques, les peurs et les besoins de l'égo au détriment des autres et de soi-même.

Physique:

Palpitations cardiaques, arythmie, crise cardiaque, maladie circulatoire, trouble sanguin, circulation sanguine, hypertension artérielle.

13 chakras de l'Ancienne Égypte

Éthérique:

La mémoire détenue par le corps éthérique est le chagrin et la trahison, il s'accroche à la mémoire lorsque ceux que nous avons aimés nous jugent et imposent la condition de nous aimer. Nous conservons les souvenirs de notre vie où nous avons été blessés pour avoir fait confiance aux autres.

Mentale:

Peut-être défensive, comportement passif/agressif, méfiance, jugement, isolement excessif, reclus, antisocial, discrimination

Émotionnel:

Tendance à se sentir comme une victime, être trop sur la défensive, jalousie, peur de l'intimité, être co-dépendant en s'appuyant sur l'approbation et l'attention des autres, essayer de plaire à tout prix, incapacité à se connecter, garder rancune, ne pas pouvoir pardonner, anxieux, contrôle, confusion émotionnelle, manque d'amour, indifférence, relations dysfonctionnelles, deuil.

Spirituel:

Être incapable de se pardonner.

Guérir votre chakra du cœur d'amour Inconditionnel
Pour commencer, vous pouvez simplement vous engager dans des activités de soins personnels, afin d'apprendre à vous aimer. Vous ne pouvez pas vraiment aimer les autres si nous ne pouvons pas nous aimer nous-mêmes. C'est le moment de prendre un bain, de vous faire dorloter et de commencer à vous accepter tous comme vous acceptez votre meilleur ami. Vous souciez-vous que votre meilleur ami ait des poignées d'amour ou un double menton ou des seins tombants, probablement pas, alors laissez aller votre critique intérieur et soyez moins critique envers vous-même ? Il est important que vous compreniez comment vous vous sabotez, résolvez les conflits intérieurs et trouvez la paix intérieure. Plus important encore, vous devez travailler sur le pardon.

La couleur verte aidera le cœur et l'âme et aide à libérer les traumatismes émotionnellement supprimés, portez-la sur vous avec des vêtements ou des bijoux, ajoutez-la à votre environnement avec des plantes ou de la peinture. Baignez-vous dans une baignoire de couleur verte, portez des lunettes à verres verts ou mettez un abat-jour vert pour diffuser la pièce avec une lumière verte.

Aroma thérapie:

Angélique, bergamote, bois de cèdre, clous de girofle, cyprès, estragon, eucalyptus, galbanum, géranium, hysope, jasmin, lavande, mandarine, mélisse, palmarosa, bois de rose, estragon.

Nourriture:

Légumes:

Légumes verts comme les légumes-feuilles, du chou frisé, des épinards, de la bette à carde, du chou vert, du pissenlit et de la moutarde, à la laitue et aux choux de toutes sortes, en passant par le brocoli, les choux de Bruxelles et le chou-fleur. Il y a aussi du bok choy, du chou, de la roquette, des pois verts et des poivrons, des poireaux, des oignons verts, du cresson, des courgettes, des artichauts, des asperges, des pois verts, du chou-rave et du céleri.

Fruits:

Vous devriez également ajouter des fruits verts à votre alimentation, des pommes vertes, des raisins, du melon miel, des citrons verts, des poires et des kiwis, au meilleur ingrédient de salade de tous : les avocats.

Roches et cristaux :

Basé sur la couleur :

Amazonite, aventurine vert, calcite vert, chrysocolla, chrysoprase, dioptase, émeraude, fluorite vert, jade vert, jasper vert, L'agate mousse, malachite, moldavite, péridot, préhnite, tourmaline verte, unakite.

13 chakras de l'Ancienne Égypte

Fréquence:
Apatite bleu, apophyllite vert, calcite cobalto, charoïte, cornaline, crocoïte, danburite, grenat, halite, kunzite, larimar, larme d'apache, morganite, onyx arc-en-ciel, opale bleue, opale de feu, perle, quartz aura arc-en-ciel, rhodochrosite, rubis, shiva lingam, soufre, stromatolite, tourmaline bleue, tourmaline rose

Yoga:

Ces positions sont destinées à élargir la poitrine par la respiration et à renforcer la colonne vertébrale :

• Cobra • Bhujangasana
• Visage de Vache • Gomukhasana
• Aigle • Garudasana
• Poisson • Matsyasana
• Chat • Marjaryasana
• Chien orienté vers le haut • Urdhva Mukha Svanasana
• Pont • Setubandha Sarvangasana
• Roue • Urdhva Dhanurasana
• Triangle • Trikonasana
• Chameau • Ustrasana

Méditation:

L'une de mes visualisations préférées si je ressens un problème relationnel est d'imaginer un temple pyramidal de cristal autour de mon chakra du cœur. L'énergie d'amour de Dieu entrant par le sommet de la pyramide inonde le chakra du cœur comme une chute d'eau et continue vers le plexus solaire. J'imagine l'intérieur de la pyramide rempli de verdure et de fleurs. À l'extérieur, la pyramide est entourée d'herbe et d'arbres ombragés et au bord de la clairière se trouve la personne avec qui j'ai des difficultés. Demandez-vous si vous aimeriez inviter la personne dans votre cœur à l'aimer et à lui pardonner. Si vous n'êtes pas prêt à inviter la personne à l'intérieur de la pyramide protectrice, entourez-la d'une lueur verte, envoyez à cette personne de l'amour et du pardon et revenez lorsque vous serez prêt à l'inviter à l'intérieur. Sachez que vous êtes en sécurité et protégé et personne ne peut vous faire de mal. Il n'est pas nécessaire de se cacher derrière des murs, des châteaux ou de s'enterrer. Les murs de la pyramide de cristal sont clairs et vous choisissez qui vous invitez et qui vous laissez à l'extérieur.

13 chakras de l'Ancienne Égypte

Pour la position des mains, vous pouvez essayer l'une des actions suivantes :

Shuni Mudra les bouts du majeur et du pouce se touchent. Placez-le devant la partie inférieure de votre sternum.
Padma Mudra ou Amour inconditionnel : Avec les doigts pointant vers le haut, rapprochez les talons des mains. En gardant les petits doigts et les pouces ensemble, écartez les autres doigts. Amenez les mains devant le cœur.
Vajrapradama Mudra ou confiance en soi : entrelacez les doigts de la main droite et de la main gauche jusqu'à la première jointure, avec les petits doigts en bas. Étendez les pouces et les index vers le haut. Tenez les mains devant le cœur et la poitrine avec les coudes détendus vers le bas.
Hridaya Mudra ou Guide intérieur : Placer la main droite sur le cœur. Placez la main gauche au-dessus de la main droite. Détendez les épaules et allongez la colonne vertébrale.

Maître Ascensionné:

Quan Yin, St- François d'Assise.

Archange:

Archange Jérémiel and Paix.

Kundalini:

Kundalini continue de croître et d'évoluer et d'atteindre le prochain niveau d'énergie, l'énergie de l'amour était présente à travers l'histoire alors que nous nous souvenons des histoires d'amour romantiques et tragiques, mais c'était le don des pauvres. Jusqu'à l'histoire récente, ceux qui étaient riches, détenaient un titre ou étaient propriétaires terriens se mariaient pour renforcer leur position, leur richesse. Se marier par amour était un luxe. Vous trouverez ci-dessous quelques exemples de la manière dont la Kundalini peut être utilisée pour des thèmes spécifiques, tels que la sexualité, les finances et la croissance de l'humanité.

Kundalini sexuelle:

Ici, l'énergie sexuelle évolue comme une expression de l'amour. La sexualité développe un nouveau sens, car elle transcende sa nature physique et devient une expression plus profonde de sentiments profonds où l'autre personne compte autant que nous et à travers la sexualité, l'énergie est échangée volontairement dans les deux sens.

Kundalini financière:

En matière de ressources ou d'argent, l'énergie de l'amour nous fait penser au-delà de nos besoins aux besoins des autres.

Kundalini de l'humanité:

L'humanité ne grandit pas toujours à pas de géant et certains domaines, pays peuvent arriver à un niveau d'énergie avant un autre. Les vieilles histoires d'amour tragique avertissaient les amants qu'être amoureux, c'était de risquer une issue horrible de drame et de tragédie. À ce jour, nous apprenons encore à vivre à aimer sans conditions. Pendant si longtemps, un mariage était plus une question de contrat que d'amour et tant que certains héritiers étaient fournis, il n'y avait aucune obligation réelle de rester fidèle. De plus en plus, nous trouvons une manière plus élevée d'aimer, sans conditions sous toutes ses formes. On découvre que l'on doit s'aimer avant de s'engager à aimer quelqu'un d'autres.

Chapitre 8: Amour Universel

Lorsque les deux cœurs battent à l'unisson et échangent librement de l'énergie, cela facilite l'intégration entre les besoins physiques et terrestres et les aspirations spirituelles. Il relie les chakras spirituel et terrestre. Quand les deux cœurs battent ensemble, ils changent tous les deux en une couleur dorée.

Les notions de bases du chakra de l'amour Universel

Emplacement	Il est positionné à mi-chemin entre le cœur et la gorge
Énergie	**Yin**
Élément	**Quantum**
Mantra	LAM (prononcé LANG), ou je suis.
Son	Note F#, 800 Hz
Organes	Poumons
Colonne vertébrale	C7 à T1
Système endocrinien	Le système nerveux.
Couleur	Rose

Les fonctions principales:

Ce chakra concerne l'amour sans réserve et la capacité de partager avec les autres sans récompense. Il régit la compassion et le service sans aucune attente en retour. Cela rejoint votre aspiration spirituelle avec vos objectifs de vie sur la terre. Vous prendrez des décisions fondées sur la sensibilisation et la perspicacité. Une personne avec un chakra ouvert et équilibré aura de l'empathie, de l'altruisme, vivra en harmonie. Il vous connecte au créateur, votre moi supérieur de manière épanouissante. Elle nous permet de nous étendre au-delà de notre sphère commune de compréhension vers l'unité universelle avec tout ce qui est.

Chakra déséquilibré

Ce chakra est ouvert ou fermé. Vous êtes né avec celui-ci ouvert mais il se peut qu'il se referme suite à un burn-out ou en réalisant que quelqu'un a profité de notre générosité. C'est une leçon de vie importante dans les deux cas, en tant qu'individu, vous devez définir des limites personnelles, vous devez apprendre à dire non.

Physique:

Burn out, dépression, asthme, allergies, bronchite, pneumonie, abus de chocolat, sucre, vieillissement physique précoce, congestion thoracique, hyperventilation, grippe, problèmes respiratoires, essoufflement, tabagisme.

Éthérique:

Ce corps contient la mémoire de votre âme, votre but, la raison pour laquelle vous êtes sur terre. Être déséquilibré, c'est traverser la vie sans direction et en suivant simplement les mouvements. Vous travaillez mais n'en tirez aucune joie, vous êtes peut-être un contributeur à la société, mais vous n'en ressentez ni passion ni joie.

Mentale:

Vous n'avez pas de limites, vous vous êtes donc étendu pour répondre aux besoins perçus des autres au détriment de votre propre équilibre, sans limites personnelles, vous rendez service à votre propre détriment. Une personne peut aussi être étroite d'esprit.

Émotionnel:

Une personne manquerait de compassion, serait incapable d'aimer, se mettrait en avant et serait trop exigeante envers les autres. S'ils sont de service, ils exigeront une reconnaissance constante et adopteront le rôle de sauveur ou de sauveteur ou seront Co dépendant.

Spirituel:

C'est votre perte de connexion à votre objectif. Vous refusez votre rôle parce que c'est un choix difficile ou parce que vous gagnerez moins d'argent. Vous ne sentez pas que vous faites partie du plus grand univers ; tu as perdu ta connexion avec l'âme.

Guérir votre amour universel

Pour commencer, vous pouvez simplement vous engager dans quelques heures de bénévolat dans quelque chose avec lequel vous vous sentez à l'aise. Une visite dans une maison de retraite, participer à un projet de nettoyage de parc, aider à l'école en classe ou à votre organisme local. Identifiez le groupe d'âge avec lequel vous êtes le plus à l'aise et voyez s'il a besoin d'un coup de main supplémentaire. Établissez simplement le nombre d'heures que vous devez donner et respectez-le. Vous devez fixer des limites, surtout si vous avez été brûlé dans le passé.

Vous pouvez également porter du rose dans vos vêtements, accessoires ou bijoux. Ajoutez une touche de rose dans votre décor à la maison ou au bureau.

Une technique efficace appelée tapotement peut être utilisée pour le cœur, technique simple permettant d'interagir avec le thymus, tapotez-le légèrement du bout des doigts, soit au centre de la poitrine au niveau de la clavicule, soit de chaque côté environ 3 à 4 pouces de distance. La première technique calme le système nerveux, la seconde tend à faire monter le niveau d'énergie.

Aroma thérapie:

Palmarosa, rose, ylang ylang

Nourriture:

Légumes:
Betteraves, radis, radicchio, chou rouge, oignon rouge, pomme de terre rouge.

Fruit:
Baies, orange sanguine, canneberges, cerises, pamplemousse rose, limonade rose, grenade, pomme rouge, raisins rouges, rhubarbe, fraise, tomates, pastèque.

Roches et Cristaux :

Basé sur la couleur :

Calcite cobalto, grenat, opale rose, quartz aura rose, quartz lithium, quartz rose, quartz spirituel, rhodochrosite, rhodonite, tourmaline pastèque, tourmaline rose.

Fréquence:
Aigue-marine, anhydrite, calcite vert, chrysobéryl, danburite, dioptase, dolomie, égérine, émeraude, fluorite vert, howlite, kunzite, lémurien rose, pierre de san, quartz aura arc-en-ciel, quartz aura opale, rubis, sang de dragon, soufre, sugilite, tanzanite, topaze bleue, topaze dorée, unakite

Yoga :

Idem pour les deux cœurs.

13 chakras de l'Ancienne Égypte

Méditation:

J'aime écouter une merveilleuse chanteuse nommée Denise
Hagan qui a créé un album basé sur un rythme cardiaque sain et
régulier appelé "Numinous". Je trouve cette méditation très
apaisante. Vous vous concentrez sur votre rythme cardiaque et
sentez vos deux cœurs battre comme un seul. Vous sentez et
entendez vos cœurs battre plus fort et plus régulièrement dans
votre poitrine. Soyez unis dans vos cœurs afin que le physique et
le spirituel travaillent ensemble vers une vie remplie dans tous
les aspects de votre vie.

Vous avez 3 choix de Mudra pour accompagner votre
méditation:

Bhramara Mudra ou Souffle : Amenez le bout des index pour toucher la base des pouces. Touchez le bout des pouces sur le dessus du majeur. Laissez tous les autres doigts s'étendre vers l'extérieur. Reposez le dos des mains sur le haut des cuisses, paume vers le haut.
Uttarabodhi Mudra ou Éveil : Entrelacez les doigts des deux mains avec les bouts des pouces se touchant et pointant vers le bas. Étendez les index vers le haut, en les touchant ensemble. Rapprochez les mains du centre du cœur.
Tejas Mudra ou Brillance : Pliez les deux index en les touchant doucement. Rassemblez les pouces vers le haut. Écartez les autres doigts et écartez-les. Tenez la mudra devant le cœur à quelques centimètres du corps.

Maître Ascensionné:

Maître Ascensionné Paul le Vénitien pour l'amour, la charité et la beauté et Maha Chohan.

Archange

Archange Chamuel et Charité.

13 chakras de l'Ancienne Égypte

Kundalini:

Alors que l'énergie des deux cœurs se mélange et travaille à unir la Kundalini pour s'élever dans l'amour universel, un amour par-dessus tout, l'amour de notre créateur divin, l'amour de notre moi supérieur. Une connexion pure, qui nous rappelle que nous ne sommes jamais seuls et jamais sans amour.

Kundalini financière:

Cette énergie aide les gens à se rassembler et à sensibiliser les autres qui ont besoin d'aide. Cela peut prendre la forme d'une collecte de fonds pour des causes ou d'une aide pour les zones dévastées par des tremblements de terre ou des tsunamis. Toute organisation qui travaille à la collecte de fonds pour aider à financer les hôpitaux, la recherche ou pour exaucer un rêve pour les patients en phase terminale.

Kundalini de l'humanité:

L'humanité a eu de grands exemples de personnes vivant dans leur énergie d'amour universelle comme Jésus, Ghandi, Mandela et Mère Teresa. Ils ont consacré leur vie au service du plus grand bien sans jamais rien attendre en retour. Il y a de plus en plus d'exemples de personnes qui changent les autres, la nature ou la vie animale en donnant de leur temps, en partageant leur nourriture ou en prenant des responsabilités qui ne sont pas les leurs parce qu'elles savent que quelque chose ne va pas et que cela nécessite un changement et décident d'être ce changement. Ils sont un exemple et une inspiration à suivre, nous ne pouvons pas tous être des donateurs à plein temps comme Mère Teresa l'était, mais nous pouvons faire une énorme différence même quelques heures par semaine. Il y a plus de 7 milliards de personnes sur la planète, si tout le monde donnait quelques heures par semaine à une cause pour aider les autres à être dans un endroit meilleur, plus sain et plus sûr, en peu de temps nous surmonterions la pauvreté, la famine et la maladie. La nourriture ou l'argent ne manquent pas, il suffit de les répartir plus équitablement.

Chapitre 9: Chakra des mains

Les mains canalisent l'énergie du chakra de la gorge et du chakra universel de l'amour. Les mains sont donc un moyen de communication, soit par le langage des signes, en aidant les autres ou en échangeant de l'énergie. C'est par les mains que la plupart des soins énergétiques sont canalisés.

Les notions de bases du chakra des mains

Emplacement	Les mains entières ou concentrées avec la paume de la main ou manipulées du bout des doigts
Énergie	**Yang** main droite, **Yin** main gauche.
Élément	**Feu**
Mantra	HUM ou j'aide.
Son	Note F#, 565 Hz
Organes	Les mains, les bras, l'épaule
Colonne vertébrale	Il englobe les trois premières vertèbres du plexus pelvien.
Système endocrinien	Système immunitaire.
Couleur	Violet foncé.

Les fonctions principales : objectif de guérison.
Les mains ne sont pas considérées comme un chakra principal, mais dans la culture égyptienne, elles sont un centre principal pour transmettre l'énergie, déplacer l'énergie, transférer l'énergie et étaient autrefois reconnues comme un centre d'échange important et dans ce livre, les mains ont une place appropriée dans leur rôle d'auto-guérissons, de guérison des autres et de

Mère Nature. Pour aider les autres, nous devons d'abord nous assurer que nous sommes équilibrés, il est important d'être responsabilisé. Au fur et à mesure que les guérisseurs avancent dans la vie, ils ont également besoin de temps pour se soigner. Il est important de reconnaître lorsque vous êtes dans une situation de crise et/ou de déséquilibre de prendre un peu de temps pour vous-même avant de commencer à essayer de guérir les autres.

Chakra déséquilibré

Le chakra déséquilibré présenterait une multitude de symptômes dans les différents organes. Les mains sont utilisées chaque jour dans tout ce que nous faisons, nous touchons, nous préparons notre nourriture, mangeons, nous sentons à travers nos mains. Les chakras bloqués sont l'incapacité de prendre soin de nous-mêmes ou de ceux dont nous avons la charge.

Physique:

Arthrite, douleur à l'épaule, Épicondylite, syndrome du canal carpien, tendinite, kyste, tendon, épicondylite chronique, verrue, transpiration.

Éthérique:

La mémoire contenue dans un chakra bloqué est représentée par d'anciennes idées, valeurs, traditions et pensées qui ne vous servent plus ou n'ont jamais été les vôtres au départ mais que vous continuez à utiliser même si ce n'est pas votre vérité.

Mentale:

Comme le chakra de la main est alimenté par l'énergie du cœur universel et de la gorge, nous voyons des afflictions mentales similaires comme un burn-out, se compare aux autres et est très compétitif au lieu d'être utile. Incapable de recevoir inconditionnellement, se sentant coupable.

Spirituel:

La personne se sent souvent sans fondement, spatiale et perdue dans ses pensées et incapable de guérir.

Émotionnel:

Une personne chercherait à s'isoler, pourrait souffrir de phobies de germes ou de contact. La personne qui a subi un burn-out peut se sentir dévalorisée et frustrée, anxieuse et/ou en colère, être incapable de demander de l'aide.

Guérir le chakra de la main

Les mains sont nos outils pour nous relier au monde extérieur. Nous utilisons nos mains pour tout, prendre soin de notre corps, cuisiner notre nourriture, manger notre nourriture et nourrir les autres. Si nos mains ou nos bras sont paralysés ou inefficaces, cela nous affecte profondément et affecte notre indépendance pour subvenir à nos besoins. Notre incapacité à prendre soin de nous finit par nous paralyser et nous rend dépendants des autres. Les mains nous aident à développer notre créativité. Les méthodes varient un peu pour les mains, puisque nos mains sont la base de tout soin, il faut désormais prendre soin de soi et s'ouvrir aux autres. Pour commencer, vous pouvez simplement vous laver les mains et appliquer de la crème pour les mains, porter des gants, vous faire une manucure, prendre soin de vos mains. Essayez des travaux manuels simples, comme le coloriage, le tricot ou le crochet, massez vos mains. Mangez votre nourriture avec vos mains.

Aroma thérapie:

Graine de carotte, encens, camomille allemande, géranium, hélichryse, lavande, myrrhe, néroli, palmarosa, romarin, rose, camomille romaine, bois de santal.***Pour l'arthrite :*** agrumes, jasmin, menthe poivrée.

Nourriture:

Le chou frisé, le brocoli, les épinards et surtout les aliments riches en antioxydants chargés de vitamine C, de vitamine K et de minéraux qui accélèrent le processus de guérison. Un autre avantage de ces aliments est que la plupart sont riches en zinc (graines de citrouille et épinards) et en baies.

Roches et cristaux:

Basé sur la couleur :

Diamant, diamant herkimer, lémurien, opalite, perles, quartz

13 chakras de l'Ancienne Égypte

Fréquence:

Apophyllite clair, apophyllite vert, cyanite bleu, jaspe vert, lémurien rose, obsidienne flocon de neige, préhnite, quartz aura arc-en-ciel, quartz guérisseur doré, saphir bleu, soufre, topaze bleue, unakite

Yoga:

C'est là que les Mudras (position des mains) entrent en jeu. Il existe plusieurs façons de joindre les doigts ou de positionner la main afin de déplacer l'énergie.

Je recommanderais également une pratique de tai chi. La plupart des positions de yoga nécessitent des mains fortes et flexibles pour accomplir n'importe quelle position, contrairement au Tai Chi qui vous aide à retrouver le mouvement, la flexibilité et ne nécessite aucune force réelle. Le tai-chi vous aide à manipuler l'énergie et à redonner de la grâce à vos mains.

Méditation:

Essayez de faire pousser une boule de lumière entre vos mains et voyez ensuite l'énergie rebondir d'une main à l'autre. Vous pouvez ensuite répartir l'énergie comme de la crème sur vos mains et répéter.

Maître Ascensionné

Maître Ascensionné Melchisédech.

13 chakras de l'Ancienne Égypte

Archange :

Sandalphon et l'archange Shekhinak.

Kundalini

Par nos mains nous créons, nous partageons, nous prenons contact. Vous trouverez ci-dessous quelques exemples de la façon dont la Kundalini peut être utilisée pour des thèmes spécifiques, tels que la sexualité, les finances et la croissance de l'humanité.

Kundalini sexuelle:

L'énergie sexuelle transmise aux mains permet à l'énergie d'être transmise par le toucher, le massage, le contact de la peau peut déclencher des partenaires avec grâce, un mouvement subtil. La touche discrète des amants essayant d'échapper à leur chaperon.

Kundalini financière:

Les mains jouent un grand rôle dans l'échange d'argent, de troc. L'énergie des mains en matière financière évolue vers un échange juste et équilibré. Une compensation appropriée pour les services reçus ou les biens offerts.

Kundalini de l'humanité:

Nous sommes à une époque où les guérisseurs énergétiques sont de plus en plus disponibles. Il existe plusieurs formes de guérison énergétique du Reiki, des mains curatives, de la conversation corporelle, du Psych-K, qui travaillent toutes pour déplacer et diriger l'énergie pour la guérison, l'équilibre et la restauration d'une personne en bonne santé. Cette capacité à guérir avec les mains n'est pas nouvelle, elle était populaire parmi les chamans des tribus aborigènes. C'est aussi par les mains que la médecine traditionnelle a suivi son cours, c'est par les mains et le toucher que les patients reçoivent leurs soins.

Chapitre 10: Chakra de la gorge

Le chakra de la gorge est le centre de communication. Il s'étend de la gorge, des oreilles internes et externes, de la bouche, de la langue, des dents car la communication consiste autant à partager notre vérité, notre message qu'à écouter les autres, leurs idées et leurs perspectives sans crainte. Nous communiquons verbalement, non verbalement par des soupirs, des roulements d'yeux ou en écrivant. Le chakra de la gorge englobe tous les moyens de communication, de partage, de compréhension dans le respect et dans la vérité.

Les notions de bases du chakra de la George

Emplacement	Au niveau de la gorge, la bouche et les oreilles.
Énergie	**Yin**
Élément	**Éther**
Mantra	HAM ou je parle
Son	Note G, 606 à 670 HZ
Organes	Tubes bronchiques, cordes vocales, toutes les zones de la bouche, mâchoires, langue, pharynx et palais, épaules et cou.
Colonne vertébrale	C3 à C6
Système endocrinien	Thyroïde et glande parathyroïde, elles régulent la température corporelle et le métabolisme.
Couleur	Bleu clair

Les fonctions principales:

Le chakra de la gorge est votre capacité à communiquer, écouter, verbaliser et exprimer nos besoins, l'indépendance émotionnelle, c'est la porte d'une existence véridique. Un chakra de la gorge équilibré permet une expression véridique sans peur et une écoute empathique, sans jamais nuire aux autres avec notre discours. L'accent est mis sur l'expression et la projection de la créativité dans le monde, l'authenticité et la capacité de dire notre plus haute vérité. C'est aussi un moyen d'exprimer notre créativité à travers le son, la vibration et le chant.

Chakra déséquilibré

Une personne utilisera sa voix de manière vulgaire, sarcastique, avec colère. Ils ne seront pas en mesure de communiquer leurs sentiments ou leurs pensées de manière rationnelle et sont incapables de dire leur vérité.

Physique:

Une personne peut ressentir un enrouement, un mal de gorge, des problèmes de thyroïde, une laryngite, des douleurs au cou, des maux d'oreille, des maux de tête fréquents, des problèmes dentaires, des ulcères buccaux, des troubles temporo-mandibulaires de la mâchoire (appelés ATM). Une personne peut manquer de contrôle sur sa parole, inclure des commérages, parler sans arrêt ou avoir une voix petite et imperceptible, une alimentation compulsive ou excessive, des problèmes d'audition, un enrouement, une laryngite, une perte de voix, un ulcère de la bouche, un mal de gorge, un bégaiement, une raideur de la nuque, dents/gencives, acouphènes, amygdales, coqueluche.

Éthérique:

La mémoire de votre capacité à vous exprimer est contenue ici et dire votre vérité peut avoir été affecté par un traumatisme, des abus ou des menaces. Retrouver votre capacité à dire votre vérité vous oblige à affronter vos peurs d'être moqué ou votre peur de geler.

Mentale:

Votre capacité à parler émane d'abord de vos pensées, quelqu'un avec un chakra bloqué aura un discours mental incessant, vos pensées tournent en rond étant incapable de former une phrase correcte ou vous ne pouvez pas formuler ce que vous essayez d'exprimer, apportant un sens de confusion, une personne peut faire preuve d'arrogance, faire preuve de condescendance ou être manipulatrice. Ils souffriront d'anxiété sociale, de créativité inhibée, d'entêtement, de dépression, d'agressivité, de manque d'estime de soi.

Émotionnel:

Une personne qui ne peut pas s'exprimer souffre d'insécurité, de timidité, d'introversion, d'une peur excessive de parler ou compensera son incapacité à dire sa vérité en bavardant, en parlant sans arrêt et en étant verbalement agressive ou méchante. Ils sont également incapables d'écouter les autres, ont des incohérences dans leur discours et leurs actions, faisant preuve de détachement.

Spirituel:

La personne aura perdu sa voix, elle aura perdu sa capacité à exprimer sa vérité et sera perdue dans sa capacité à exprimer sa spiritualité et sa foi sans crainte de persécution. Ils cacheront leur identité au monde extérieur parce qu'ils craignent la réaction et le rejet du monde.

Guérir votre chakra de la gorge

Pour commencer, vous pouvez simplement commencer à incorporer la couleur bleue dans votre décor à la maison et au travail. Une autre façon subtile d'équilibrer votre chakra est de porter des vêtements, des accessoires ou des bijoux bleus. « **Pause-Café** », parlez ouvertement avec des amis proches ou un membre de la famille qui vous nourrit. Assurez-vous d'être ouvert et honnête avec tout ce que vous dites. Parler simplement d'une manière sincère peut faire des merveilles pour renforcer et équilibrer le chakra de la gorge. Apprendre à s'exprimer sans censure ni modification peut être précieux. Entraînez-vous à tenir un journal, explorez vos idées, vos émotions et suivez vos progrès. Essayez-vous à la poésie. Laissez la créativité vous aider à exprimer ce que vous ressentez, ce que vous enterrez depuis si longtemps.

"Lâchez-le", tout ce que vous tenez vous empêche d'avancer, lâchez toutes les choses sur lesquelles vous n'avez aucun contrôle. Abandonnez le ressentiment, la culpabilité et la colère.

Aroma thérapie:

Piment de la Jamaïque, basilic, bergamote, calendula, camphre, camomille, coriandre, cyprès, eucalyptus, géranium, jasmin, lavande, menthe poivrée, petit grain, romarin, bois de santal, menthe verte, tubéreuse, ylang-ylang.

Nourriture:

Légumes:
Aubergine, asperge violette, chou violet, carotte violette, poivron violet, pomme de terre violette et chou-rave violet.

Fruit:
Pommes, mûres, cassis, myrtilles, baies de sureau, miel, citron, limes figues, pêches, prunes, pruneaux, raisins secs, raisins violets.

Roches et cristaux:

Basé sur la couleur:
Agate de dentelle bleu, aigue-marine, amazonite, angélite, azurite, calcédoine bleu, calcite bleu, cavansite, cyanite bleu, dumortiérite, fluorite bleu, hémimorphite, lapis lazuli, quartz aura aquatique, quartz aura tanzanite, quartz bleu, saphir bleu, sodalite, tanzanite, topaze bleue, tourmaline bleue, turquoise

13 chakras de l'Ancienne Égypte

Fréquence:

Apatite bleu, calcite cobalto, charoite, chrysocolle, larimar, modavite, mookaite jaune, opalite, quartz aura arc-en-ciel, quartz aura rose, quartz des neiges, quartz tourmaliné, sang de dragon, soufre

Yoga :

Ces poses vous aideront à ouvrir votre chakra de la gorge:

• Chameau • Ustrasana
• Labourer • Halasana
• Pont • Setu Bandha Sarvangasana
• Poisson • Matsyasana
• Penchement debout vers l'avant • Uttanasana
• Support d'épaule • Salamba Sarvangasana
• La roue • L'arc vers le haut • Chakrasana
• Pose d'angle latéral • Utthita Parsvakonasana

13 chakras de l'Ancienne Égypte

"Chanter", chanter peut aider à dissiper les blocages, activer et équilibrer. Si vous doutez de votre capacité à chanter, commencez par tonifier le mantra du chakra de la gorge et passez à d'autres mantras de chakra, le fredonnement est également une option. Habituez-vous à écouter votre voix pendant que vous êtes dans votre espace sacré.

Pour la position des mains:

Dyana Mudra, il suffit de croiser les doigts à l'intérieur des mains. Laissez les pouces toucher les sommets, tirez légèrement vers le haut.
Garuda Mudra ou Liberté : Amenez la main gauche devant le cœur, la paume vers l'intérieur et le pouce vers le haut. Croisez le dos de la main droite derrière la paume gauche jusqu'à ce que les pouces se rencontrent. Entrelacez les pouces et ventilez le reste des doigts vers l'extérieur. Amenez la mudra jusqu'au centre de la gorge
Samputa Mudra ou Vérité intérieure : Tenez la main gauche en coupe vers le haut. Apportez la main droite, paume vers le bas, en coupe sur le dessus de la main gauche avec les doigts reposant sur le bord extérieur du pouce gauche. Amenez les mains au centre du ventre.

Maître Ascensioné

El Morya

Archange

Archanges Gabriel, Michael et Faith.

Kundalini

À travers notre gorge, nous communiquons et écoutons. Lorsque votre Kundalini monte dans notre gorge, nous parlons avec amour, pardon, mots paisibles et calmes.

Kundalini sexuelle:

C'est là que la connexion prend la forme de l'expression, à travers le langage, le toucher et le non-dit. C'est un endroit où chaque partenaire peut exprimer sa vérité et être respecté et honoré dans son corps, ses émotions et son esprit.

Kundalini financière:

L'énergie passe d'une forme de partage des ressources en communiquant ce qui est disponible et en établissant un échange.

Kundalini de l'humanité:

L'humanité a atteint des percées qui sont comparativement incommensurables au cours des derniers milliers d'années. Allant dans un premier temps, des traditions orales à certaines cultures avec une forme écrite. La communication n'a pas beaucoup évolué, la capacité de lire et d'écrire était limitée à quelques-uns qui considéraient cette capacité comme un privilège et non un droit. Ce n'est que récemment que l'éducation de base a été offerte à une population plus large et même pas encore dans le monde entier. Cependant, avec l'invention du télégraphe, des téléphones et plus récemment d'Internet nous permettant de voir et de faire une conversation en direct a créé de grandes possibilités de communiquer en temps réel partout dans le monde. Cette résurgence de la communication électronique peut être associée à la réincarnation des âmes Atlantes dans l'évolution humaine.

Chapitre 11: Centre de manifestation

Le centre de Manifestation ou le centre des pensées vient du système égyptien. C'est un centre d'énergie important qui concentre l'énergie de nos pensées dans la création de notre monde. C'est de là que vient votre capacité de cocréation. Vos pensées sont sans aucun doute votre première action. Si vous décidez de mettre plus d'énergie dans vos pensées, elles deviennent des actions dans la troisième dimension. Vos pensées sont puissantes et détiennent une forte capacité vibratoire. Ils affectent non seulement votre tête mais tout votre univers.

Les notions de bases du chakra de la Manifestation

Emplacement	Il se situe entre la gorge et le 3ème œil au centre de la tête derrière le nez.
Énergie	**Yang**
Élément	**Éther**
Mantra	HRIM ou je pense
Son	Note G#, 900Hz
Organes	Cerveau
Colonne vertébrale	C2
Système endocrinien	La glande pituitaire et travaille en partenariat avec la glande pinéale pour l'équilibre.
Couleur	Argent clair de lune, il se caractérise par la qualité de sa luminescence ou doux éclat qui nous rappelle le clair de lune et ou Aqua.

Les fonctions principales:
Il met l'accent sur l'esprit en tant qu'outil puissant pour façonner la matière. Vos pensées sont votre outil pour cocréer. Chacune de vos pensées est alimentée par un chakra sain pour manifester ce dont vous avez besoin pour atteindre le but de votre âme. Il est associé aux énergies de la lune. C'est le centre de l'intelligence, de la pensée, de l'imagination, de la conscience et des idées.

Chakra déséquilibré
Le chakra qui est bloqué rend une personne incapable de savoir ce dont elle a besoin, ses pensées sont comme une tempête dans sa tête, elle est confuse et incapable de s'en tenir à une décision ou d'y donner suite.

Physique:

Cela se manifeste par des maux de tête, des migraines, une confusion mentale, une fatigue chronique, des tumeurs cérébrales, des problèmes de croissance, des dépressions nerveuses.

Éthérique:

La mémoire contenue dans ce chakra a à voir avec votre capacité à vous manifester et à être un cocréateur. C'est votre incapacité à vous rappeler que cette troisième dimension n'est qu'une pièce de théâtre à grande échelle. C'est l'illusion et toute vie, objets et choses sont faits d'énergie et nous pouvons contrôler et manipuler cette énergie pour créer ce dont nous avons besoin.

Mentale:

Les pensées sont confuses, mélangées et instables. C'est une perte de concentration, le TDAH et le TDA, la paranoïa sont d'excellents exemples d'un chakra bloqué.

Émotionnel:

C'est le siège de nombreuses maladies mentales comme la dépression, le SSPT, le trouble bipolaire, le Trouble Obsessionnel Compulsif. C'est la maladie de l'esprit empoisonné et incapable d'oublier la maltraitance ou le traumatisme qui s'enlise dans une répétition du cauchemar sans issue.

Spirituel:

Une personne ayant perdu le contact avec son esprit, sa capacité à penser rationnellement est perdue et incapable de prendre des décisions pour modifier son chemin. Ils ressentent du désespoir et de l'impuissance au point que cela peut conduire au suicide.

Guérir votre chakra de manifestation

Pour commencer, si vous soupçonnez que vous souffrez d'une maladie mentale, vous devriez consulter votre médecin, la médecine moderne peut certainement aider à rétablir le déséquilibre chimique du cerveau pour vous sortir de la tempête tourmentée. Il n'y a rien de mal à demander l'aide d'un professionnel de la santé. Les herbes ont été utilisées pendant des siècles pour aider à ces troubles et sont un soutien indispensable pour remonter dans la lumière. La thérapie comportementale et la rééducation sont également très importantes pour établir de nouvelles connexions cérébrales afin de guérir d'un traumatisme cérébral ou pour créer de nouvelles voies qui contournent la zone affectée par les problèmes de mémoire situationnelle. Je crois que vous pouvez guérir votre esprit, créer de nouvelles voies. Il existe maintenant une technologie qui vous permet de regarder un écran pendant que vos ondes cérébrales sont surveillées et de réajuster vos ondes cérébrales lorsqu'elles tombent en dessous de la plage normale avec un flash de lumière. C'est non invasif et relativement rapide. Il existe de nombreuses façons de rééduquer le cerveau pour qu'il produise la substance chimique nécessaire à l'établissement des connexions. C'est un domaine qui a fait d'énormes progrès au cours du siècle dernier.

Vous pouvez également aider votre courbe de guérison en complétant votre thérapie avec les méthodes suivantes. Cependant, si votre dépression ou vos symptômes sont graves, je vous recommande de consulter un médecin, un naturopathe ou un autre professionnel de la santé pour obtenir du soutien et de l'aide dans votre cheminement vers la santé.

Aroma thérapie:

Arbor vitae, basilic, sauge sclarée, cyprès, lavande, citron, citronnelle, géranium, menthe poivrée, romarin, ylang-ylang.

Nourriture:

Légumes:
Artichaut, chou-fleur, ciboulette, fenouil, ail, gingembre, oignon vert, Jérusalem, jicama, chou-rave, poireaux, champignons, oignons, panais, pommes de terre et échalotes.

Fruit:
Bananes, poires blanches, nectarines blanches.

Roches et cristaux:

Basé sur la couleur:
Opale, perles, quartz aura aquatique, quartz des neiges, sardonyx, topaze bleue, turquoise

Fréquence :

Aigue-marine, amazonite, ambre, apatite bleu, auralite 23, aventurine rouge, béryl, calcite cobalto, calcite dorée, calcite vert, cavansite, chiastolite, chrysobéryl, cinnabrite, citrine, covellite, danburite, danburite dorée, diamant, dioptase, dumortiérite, égérine, émeraude, fluorite dorée, fluorite – arc-en-ciel, héliodore, hématite, hessonite, howlite, jaspe gris, jaspe jaune, jaspe noir, lazulite, lémurien jade, lémurien rose, lépidolite, lodolite, malachite, météorite, nuummite, obsidienne noire, œil de tigre, onyx arc-en-ciel, onyx bleu, opale de flamme violette, péridot, pierre bleue de preseli, pierre de lune, pierre de lune – arc-en-ciel, pyrite, quartz aura arc-en-ciel, quartz bleu, quartz doré, quartz fumé, quartz mandarine, quartz tibétain, rose du désert, rutile, saphir bleu, schalenblende, septarian, serpentine du mont shasta, sodalite, soufre, staurolite, stilbite, stibine, tanzanite, topaze dorée, trolleïte

Yoga:

Pour des positions de yoga spécifiques, je vous recommande de compléter les exercices de la gorge et du 3e œil. Je vous encourage également à obtenir un traitement d'acupuncture et un ajustement chiropratique. Ces deux anciennes méthodes de guérison peuvent aider le système limbique et lymphatique à fonctionner et à ce que le cadre squelettique soit droit et arrête la tension sur les muscles et les nerfs.

Méditation:

C'est le chakra le plus difficile à méditer puisque votre esprit ne s'arrêtera pas, vos pensées ne se calmeront pas. Pendant que vous essayez, fermez les yeux et essayez de visualiser une image simple d'une flamme ou d'une fleur, voyez quelles pensées vous viennent à l'esprit et notez-les. Laissez les pensées venir, qu'il s'agisse d'acheter du lait, de faire le plein d'essence ou du fait que vous avez encore du lavage à faire, écrivez-le simplement. Votre esprit est surmultiplié et vous devez libérer vos soucis de votre esprit. Votre esprit pourra lâcher prise s'il sait que vous n'oublierez pas. Une fois votre médiation terminée, faites une liste et organisez ce que vous devez faire de manière efficace pour économiser du temps et de l'argent. Achetez un agenda pour garder une trace de tous vos rendez-vous, obligations et notez votre liste de choses à faire en vous donnant suffisamment de temps pour accomplir les tâches. Libérez votre tête des tâches quotidiennes et quittez la troisième dimension pour passer plus de temps lors de votre méditation dans votre corps spirituel.

La position des mains vous aidera à nettoyer vos pensées et vos anciennes formes de pensée, vous pouvez choisir parmi les suivantes:

Vishuddha Mudra ou Purification : Amenez le bout des pouces pour toucher la base des annulaires et recourbez-les. Laissez tous les autres doigts s'étendre vers l'extérieur loin du corps. Reposez le dos des mains sur le haut des cuisses.
Kali Mudra ou Relâchez : Entrelacez les doigts des deux mains devant le cœur avec le pouce droit sur le gauche. Étendez les index vers le haut vers le centre de la gorge.
Trishula Mudra ou Unité : Pliez les petits doigts vers l'intérieur pour qu'ils reposent sur la base du pouce. Posez les pouces sur les petits doigts. Étendez les autres doigts vers l'extérieur. Tenez les mains éloignées du corps, les doigts tournés vers l'extérieur.

Femme buffle blanc.

Archange

Archange Ariel et Courage

Kundalini

À travers notre centre de manifestation, nous créons à partir de pensées, nous utilisons l'énergie quantique et la donnons à nos idées et pensées et créons notre réalité. Toutes les pensées sont créées égales et ont le potentiel de créer quelque chose de bon ou de mauvais. Même si la pensée n'est jamais traduite en mots ou en action, elle est animée énergétiquement. Cela affecte votre énergie personnelle. Plus vos pensées sont focalisées sur les fantasmes ou la violence, plus vous alimentez l'énergie dans votre propre domaine. Vous trouverez ci-dessous quelques exemples de la façon dont la Kundalini peut être utilisée pour des thèmes spécifiques, tels que la sexualité, les finances et la croissance de l'humanité.

Kundalini sexuelle:

L'énergie sexuelle peut être utilisée pour créer et manifester une relation d'amour et de bienveillance. Une Kundalini qui est obstruée par la fantaisie peut affecter négativement la capacité d'une personne à créer une relation équilibrée et aimante.

Kundalini financière:

La clé de la manifestation n'est pas basée sur l'égo mais sur le but de l'âme. La Kundalini éveillée alimentera l'énergie nécessaire pour créer et manifester les ressources ou l'argent nécessaires pour aider l'âme à avancer sur son chemin spirituel. Si vous n'obtenez pas ce que vous voulez, vous devez vous demander pourquoi vous ne manifestez pas ce dont vous avez besoin. Est-ce parce que vous avez confondu vos besoins avec ce que votre égo veut ? Une Kundalini en bonne santé est une Kundalini qui travaille pour l'amélioration du monde et pas seulement pour notre vie personnelle. Comme nos efforts profitent au monde, ils nous profitent automatiquement.

Kundalini de l'humanité:

Nous sommes à une époque où des gens comme Louise Hay ont passé du temps à essayer d'enseigner aux gens les affirmations. C'est un moment où Kryon nous apprend à exprimer nos souhaits et à les fonder pour faire de ce monde un endroit meilleur et le dire à haute voix ou encore Bruce Lipton dans son livre « la biologie de nos croyances » qui parle de découvrir le pouvoir de l'esprit pour apprendre à créer une expérience de vie saine et harmonieuse. Sans oublier, Rob Williams qui a développé PSYCH-K®. Une méthode qui vous permet de changer rapidement et sans douleur les croyances subconscientes qui limitent la pleine expression de votre potentiel dans la vie, en tant qu'être spirituel.

La manifestation est assez nouvelle dans notre histoire et nous devons prendre pleinement conscience du pouvoir de nos pensées et faire attention à ce à quoi nous pensons. Nos pensées sont influencées par notre vie quotidienne. Ce que tu lis? Qu'écoutes-tu? Quel genre d'émissions de télévision regardez-vous ? Toutes ces choses affectent vos pensées, et par conséquent nos vies. Soyez conscient de ce que vous nourrissez votre cerveau. Ceci est encore à un stade d'évolution et beaucoup d'entre nous ont encore besoin de temps pour apprendre et mettre en pratique nos capacités à se manifester non pas pour l'ego mais pour le bien de notre communauté et du monde. Les enfants sont nos meilleurs enseignants, la façon dont Internet les a aidés à grandir et à prendre conscience des problèmes mondiaux et ils travaillent à collecter des fonds, à construire des puits et à aider les moins fortunés qu'eux. Ils sont un brillant exemple de ce dont nous sommes tous capables une fois que nous cessons de thésauriser et que nous distribuons les ressources de manière équitable.

Chapitre 12: Chakra du 3ème œil

La glande pituitaire produit des hormones et régit la fonction des cinq glandes précédentes ; parfois, la glande pinéale est liée au chakra du troisième œil ainsi qu'au chakra de la couronne. la glande pinéale est chargée de réguler les biorythmes, y compris les heures de sommeil et de réveil. C'est une glande située dans le cerveau qui est un centre d'attention en raison de sa relation avec la perception et l'effet de la lumière et des états de conscience altérés ou "mystiques".

C'est là que tous les dons de perception extra-sensorielle se connectent à la clairvoyance, à la clairsentience et au clair gnostique. Le siège d'inspiration qui vous aide à visualiser et à mettre en œuvre des idées créatives. C'est l'endroit où vous pouvez obtenir des conseils pour une vue d'ensemble et vous connecter à votre moi supérieur. C'est là que nous accédons à un état mystique et atteignons l'illumination du divin.

13 chakras de l'Ancienne Égypte

Les notions de bases du chakra du 3ième œil

Emplacement	Il est situé au milieu du front entre les sourcils
Énergie	**Yang**
Élément	**Éthérique**
Mantra	Ksham, ou je vois
Son	Note A, 632 à 852 Hz
Organes	Yeux
Colonne vertébrale	C1
Système endocrinien	La glande pituitaire ; la glande pinéale
Couleur	Indigo, il nous aide à voir la perfection en toutes choses

Les fonctions principales:

C'est le centre de l'intuition, de la compréhension, pour que les dons franchissent le voile de la troisième dimension, guident les rêves et la médiumnité. Cela vous aide à être guidé dans votre vie quotidienne et à accéder à tous vos sens. Cela vous aide à réaliser que vous n'êtes pas seul et aide vos pensées à devenir réalité grâce à la vision. Un chakra du 3ème œil sain et fort permet à l'individu d'être sans peur et d'avoir la capacité de se concentrer, de méditer, de visualiser. C'est notre centre d'intuition. Ce centre est l'endroit où l'imagination grandit et vous aide à entrer en contact avec la sagesse universelle.

Chakra déséquilibré

Une personne peut se sentir coincée dans le train-train quotidien sans pouvoir regarder au-delà de vos problèmes et définir une vision directrice pour vous-même.

Physique:

Peut inclure maux de tête, problèmes de vision, convulsions, insomnie, nausées, problèmes de sinus, amnésie, anxiété, cécité, tumeur au cerveau, cataractes, étourdissements, dyslexie, évanouissements, glaucome, tremblements.

Éthérique:

Le corps se souvient du corps du moi supérieur, et il se souvient des cicatrices, des vieilles blessures et des membres perdus et des douleurs fantômes.

Mentale:

Il peut s'agir d'hallucinations, de jugement, de brouillard mental et/ou de délire. Dans un chakra moins bloqué, on peut sentir qu'ils n'ont aucun sens de la logique.

Émotionnel:

Anxiété, sentiment d'être dépassé, paranoïa, dépressif, distant, indiscipliné, une personne qui souffre d'intolérance et n'a aucune empathie.

Spirituel:

Indulgence dans les fantasmes psychiques et les illusions qui semblent plus réels que la réalité, un manque de clarté ou une incapacité à voir la situation dans son ensemble qui nous empêche d'établir une vision de soi et de la réaliser, le rejet de tout ce qui est spirituel ou au-delà de l'habituel.

13 chakras de l'Ancienne Égypte

Guérir votre chakra du 3e œil
Stimulez votre côté intuitif, cela vous aidera à recevoir des conseils et à vous faire davantage confiance. Explorez votre côté mystique et mystérieux et essayez d'explorer vos capacités. Vous pourriez être clairvoyant, c'est-à-dire la capacité de voir au-delà du voile et du monde de la 3ème dimension. Vous pouvez voir les couleurs Aura, les guides spirituels et l'énergie autour des plantes ou des animaux. Vous pourriez être clairaudiant, ce qui signifie que vous êtes capable d'entendre des messages, même un bourdonnement dans votre oreille signifie que l'esprit essaie de vous parler.

Vous pourriez être clairsentient, c'est-à-dire votre capacité à ressentir les autres, tant de gens peuvent le faire sans le savoir. Vous pouvez recueillir les sentiments ou l'énergie des autres, surtout lorsque vous êtes dans un espace public. Si vous vous fatiguez rapidement en public ou si vous souffrez de maux de tête et de migraines après avoir été en public, vous êtes probablement une personne clairvoyante. Vous pourriez également avoir la claircognizance, ce qui signifie que vous vous posez une question et que vous connaissez automatiquement la réponse sans vraiment savoir d'où elle vient. Enfin, il y a deux autres sens qui peuvent être utilisés pour ressentir l'énergie, ou la présence des anges ou la maladie et ce sont la clairgustance qui vous permet de goûter et la clairalience qui vous permet de sentir.

Aroma thérapie:

Racine d'angélique, baie de laurier, basilic, bergamote, sauge sclarée, cyprès, élémi, encens, géranium, genévrier, lavande, citron, citronnelle, marjolaine, orange, patchouli, menthe poivrée, romarin, vanille, violette, ylang-ylang.

Nourriture:

Chou-rave violet, chou violet, carottes violettes, baies de sureau, figues, raisins violets, asperges violettes.

Roches et cristaux:

Basé sur la couleur:
Agate de dentelle bleu, améthyste, améthyste chevron, cavansite, célestite, dumortiérite, fluorite violet, iolite, lapis lazuli, opale de flamme violette, quartz aura tanzanite, quartz lithium, saphir bleu, sodalite, super sept, tanzanite, topaze mystique, tourmaline bleue, trolleïte

Fréquence:
Agate de raisin, amétrine, angélite, apatite bleu, apophyllite – clair, apophyllite – vert, atlantisite, azurite, calcite blanc, calcite cobalto, calcite dorée, charoïte, chiastolite, chrysocolle, cinnabrite, covellite, cyanite bleu, danburite, danburite dorée, diamant, diamant herkimer, fantôme de chlorite, fluorite – arc-en-ciel, galaxyite, hémimorphite, hessonite, infini, jaspe noir, japse rouge, labradorite, larimar, lazulite, lémurien, lémurien musicaux, lépidolite, lodolite, merlinite mystique, moldavite,

obsidienne noire, œil de shiva, œil de tigre, onyx noir, Onyx bleu, opale bleue, opale rose, Opalite, perle, péridot, pétalite, marbre picasso, pierres de chaman, pierre de lune, pierre de sang, pietersite, préhnite, pierre bleue de preseli, quartz Ange fantôme, quartz aura mandarine, quartz aura arc-en-ciel, quartz des neiges, quartz fumé, quartz mandarine, quartz nirvana, quartz tourmaliné, rhodochrosite, rhodonite, rose du désert, rubis, rutile, scolécite, sélénite , serpentine, staurolite, stromatolite, stilbite, stibine, sugilite, soufre, tigre de fer, topaze bleue, topaze dorée, turquoise, vanadinite

Yoga:

• Chien tête en bas • Adho Mukha Svanasana
• Posture de l'enfant • Balasana
• Support d'épaule soutenu • Salamba Sarvangasana
• Gros orteil • Padangusthasana
• Héros • Virasana
• Posture de la tête aux genoux • Janu Sirsasana
• Posture du dauphin • Makarasana
• Lotus • Sukasana
• Planche

• Phalakasana
• Guerrier 3
• Virabhadrasana III
• Posture de l'aigle
• Garudasana
• Posture du paon
• Mayurasana
• Pose grand angle de la tête aux genoux
• Janu Sirsasana
• Demi-flexion avant debout
• Ardha Uttanasana

Méditation:

Trataka ou Fiver le regard sur la bougie : Vous voudrez peut-être vous entraîner à regarder une flamme, à fermer les yeux et à essayer d'imaginer une flamme. Si vous perdez l'image, ouvrez les yeux et regardez à nouveau la flamme. Une fois que vous êtes capable de retenir l'image de la flamme, continuez à méditer avec des boules colorées de rouge, orange, jaune, vert, rose, bleu pâle, Aqua, indigo, mauve et violet. Cela vous aidera à méditer sur vos chakras et à les voir en bonne santé. Pendant que vous méditez, vous pouvez vous poser une question et recevoir la réponse avec des images ou des mots.

Choisissez parmi l'un des mudras suivants pour compléter votre méditation:

Kalesvara Mudra: rapprochez les bouts de votre majeur en pointant vers le haut. Rapprocher la première et la deuxième articulation de l'index. Les pouces se touchent et pointent vers vous et vers le bas. En créant une forme de cœur, enroulez doucement les doigts restants et connectez les pouces au sternum.
Sakshi Mudra ou Témoin Intérieur : Joignez le bout de tous les doigts ensemble pointant vers le haut, la base des paumes ensemble. Adoucissez les jointures l'une de l'autre. Alignez les pouces et pliez de la pointe à l'articulation vers l'intérieur.
Dhyana Mudra ou Contemplation : Poser le dos de la main droite sur les doigts de la main gauche. Pliez les index et alignez-les aux première et deuxièmes articulations. Touchez légèrement le bout des deux index sur le dessus des pouces.
Jnana Mudra ou Connaissances supérieures : Touchez le bout de l'index avec le bout du pouce en formant un cercle. Tous les autres doigts s'étendent vers l'extérieur. Reposez le dos des paumes sur le haut des cuisses, paumes tournées vers le haut.
Citta Mudra ou Conscience : Rapprochez les paumes des mains, en touchant les coussinets de tous les doigts ensemble. Alignez les pouces, les ongles vers l'extérieur. Pliez l'index vers l'extérieur avec le bout des doigts en contact et connectez-vous avec le dessus des pouces.

Maître Ascensionné :

Hilarion pour la vérité, la vision et la prospérité.

Archange :

Raphaël et Mère Marie.

Kundalini

Grâce à notre chakra du 3ème œil, nous nous connectons et recevons des conseils de notre plus grand bien. Vous trouverez ci-dessous quelques exemples de la façon dont la Kundalini peut être utilisée pour des thèmes spécifiques, tels que la sexualité, les finances et la croissance de l'humanité.

Kundalini sexuelle :

L'énergie sexuelle transmise par le troisième œil permet à deux personnes de s'unir hors de l'espace et hors du temps. Il est possible d'unir l'énergie et d'atteindre un nouveau niveau de proximité et de conscience qui unit les deux âmes et leur permet de communiquer et d'accéder à leur vie passée. Cela permet également de se connecter avec leurs nombreuses incarnations.

Kundalini financière:

Le troisième œil offre la possibilité de puiser dans votre intuition et de vous aider à planifier votre chemin en utilisant vos ressources de la manière la plus efficace. Reconnaître comment utiliser au mieux ce qui est à votre disposition afin d'embrasser votre chemin supérieur et le but de votre âme.

Kundalini de l'humanité:

L'humanité a encore du mal à percer le voile et à comprendre que vivre sur terre n'est qu'une expérience et un lieu pour apprendre et évoluer afin de revenir à notre forme spirituelle évoluée et parfaite. Certains individus sont capables de voir au-delà du voile et ils ont essayé de nous enseigner, de nous aider à apprendre comme Jésus et Bouddha. Cependant, de plus en plus de gens commencent à s'ouvrir à leur don et à leurs capacités. Le monde s'ouvre à l'idée qu'il y a plus dans la vie que simplement naître, vivre et mourir. L'inégalité appartiendra bientôt au passé une fois que les gens se rendront compte que rien de ce monde n'a vraiment d'importance parce que cette vie n'est qu'une pièce de théâtre à grande échelle. Tout est fait d'énergie, une fois que nous maîtriserons vraiment la capacité de notre troisième œil à son plein potentiel, nous manifesterons de l'air ce dont nous avons besoin. Nous n'aurons plus faim puisque nous nous nourrirons de Prana, source d'énergie vitale.

Chapitre 13: Chakra de la couronne

C'est notre connexion au monde au-delà, en dehors du temps et de l'espace. Lorsqu'il est ouvert, ce chakra nous apporte la connaissance, la sagesse, la compréhension, la connexion spirituelle et le bonheur. Il vous permet de vous connecter avec votre moi supérieur, votre vraie nature en tant que partie de l'univers et d'atteindre la transcendance. Il surmonte votre préoccupation de 3ème dimension et vous aide à voir la situation dans son ensemble et à vous aligner sur le but de votre âme. Un chakra de la Couronne ouvert vous aide à vous aligner avec les aides et à développer votre conscience de vos objectifs dans une conscience supérieure. Il vous permet de voir avec clarté et de faire des choix qui vous maintiennent sur la bonne voie.

Les notions de bases du chakra de la couronne

Emplacement	Il est situé au sommet de la tête, il rayonne vers le haut et est souvent représenté comme une boule à l'intérieur d'un lotus à 1000 pétales.
Énergie	**Yin**
Élément	**Éthérique**
Mantra	Ohm ou je sais
Son	Note B, 1100 à 1200 Hz
Organes	Moelle épinière et tronc cérébral
Colonne vertébrale	Crâne
Système endocrinien	La glande pinéale et l'hypothalamus. L'hypothalamus et l'hypophyse travaillent par paires pour réguler le système endocrinien. Le chakra de la couronne est également associé au cerveau et à l'ensemble du système nerveux.
Couleur	Violet, il est également possible qu'il soit représenté par la couleur blanc, violet foncé, or ou clair.

Les fonctions principales:

Avec ce chakra, nous entrons dans des royaumes transcendant l'espace et le temps. On dit que ce centre d'énergie ouvre l'accès à des univers et à des vies parallèles ; il donne accès au domaine des annales akashiques et à la sphère des potentialités en devenir. C'est un centre utile pour la guérison chamanique et la communication avec les guides spirituels.

Chakra déséquilibré

Un chakra couronne déséquilibré signifie que vous êtes déconnecté de l'esprit. Une personne exprimera un cynisme constant et une étroitesse d'esprit ou sera obsédée par les questions spirituelles ou se sentira spirituellement déconnectée. Cela peut aussi être représenté par une déconnexion du corps, vivant dans votre tête. Cela signifie également que la personne est incapable de fixer ou de maintenir des objectifs, manque de direction.

Physique:

Les symptômes comprennent les troubles neurologiques, les troubles de la glande pinéale, la maladie d'Alzheimer, l'amnésie, l'épilepsie, le système immunitaire, les difficultés d'apprentissage, la sclérose en plaques, le syndrome de la personnalité multiple, la névrose, la paralysie, la maladie de Parkinson, les maux de tête récurrents, les migraines, la schizophrénie et les troubles délirants. Il se présente également sous forme d'insomnie, de dépression, de fatigue, de tremblements et de vomissements.

Éthérique:

La mémoire des anciens schémas limitants est conservée ici.

Mentale:

Les symptômes peuvent inclure la dépression, un manque d'empathie, des étourdissements, de la confusion, un brouillard mental, des convulsions ou une sensibilité à la lumière, une psychose, une schizophrénie, une démence sénile.

Émotionnel:

Cela se transforme en une incapacité à se connecter aux autres.

Spirituel:

Cela prend la forme d'areligieux, athée ou agnostique.

Guérir votre chakra de la couronne

Cela vous aidera à contrôler vos émotions, à utiliser efficacement votre intuition et à être connecté au divin. Pour commencer, vous pouvez simplement vous engager à clarifier vos pensées et à développer votre connexion à votre puissance supérieure. Si vous êtes athée, je vous encourage à concilier ce qui vous empêche de croire en une puissance supérieure. Un chakra ouvert et guéri exige que vous reconnaissiez qu'il y a quelque chose de plus grand que vous. Une énergie ou un être qui représente une énergie divine qui est avec vous à tout moment. Il n'y a pas d'autre moyen d'avoir un chakra de la couronne ouvert.

Aroma thérapie:

Benjoin, mélange apaisant, cardamome, bois de cèdre, sauge sclarée, clou de girofle, élémi, eucalyptus, encens, galbanum, gurjum, hélichryse, jasmin, lavande, myrrhe, myrte, néroli, patchouli, menthe poivrée, rose, romarin, bois de rose.

Nourriture:

Mûres, cassis, radis noir, prunes, pruneaux, poivre violet, pommes de terre violettes, raisins secs, oignon rouge.

Il est toujours préférable de manger des aliments purs, non modifiés, issus de l'agriculture biologique pour aider à maintenir votre vibration élevée.

Roches et cristaux:

Basé sur la couleur:

Agate de raisin, améthyste, améthyste chevron, auralite 23, charoïte, fluorite violet, galaxyite, lépidolite, opale de flamme violette, quartz nirvana, quartz spirituel, quartz tourmaliné, scolécite, sugilite, super sept, tanzanite

Fréquence:

Amétrine, angélite, apophyllite clair, azurite, calcite blanc, calcite bleu, calcite cobalto, calcite dorée, chiastolite, cinnabrite, cyanite bleu, cyanite noir, danburite, diamant, Diamant herkimer, dioptase, dolomite, dumortiérite, épidote, fluorite bleu, halite, hémimorphite, howlite, infini, jade néphrite, jaspe vert, kunzite, labradorite, lapis lazuli, larimar, lazulite, lémurien, lémurien jade, lémurien musicaux, lémurien rose, malachite, merlinite mystique, obsidienne flocon de neige, œil de tigre rouge, opale bleue, opale rose, pierre bleue de preseli, pierre de lune -arc-en-ciel, pierre féerique – Angleterre, pierre féerique - Québec, pietersite, pyrite, quartz, quartz ange fantôme, quartz aura aquatique, quartz aura arc-en-ciel, quartz rutile, quartz tibétain, saphir bleu, saphir noir, schalenblende, serpentine, pierres de chaman, shiva lingam, sodalite, soufre, stilbite, stibine, topaze dorée, topaze bleue, tourmaline noire, tourmaline pastèque, trolleïte, turquoise, unakite.

Yoga:

• Support d'épaule soutenu • Salamba Sarvangasana
• Lotus • Padmasana
• Labourer • Halasana
• Appui sur la tête pris en charge • Salamba Sirsasana
• Angle lié inclinable • Supta Baddha Konasana
• Pose de danseur • Natarajasana
• Penchement vers l'avant assis • Paschimottanasana

Méditation:

C'est une méditation qui se pratique mieux comme un voyage, avec un son rythmique pour aider à créer les ondes thêta. C'est une méditation qui transcende le temps et l'espace. Ceci est une méditation qui vous encourage à vous connecter à l'extérieur du corps.

Pour ce chakra vous pouvez commencer par utiliser **l'Akash Mudra** qui consiste à toucher le bout du majeur avec le bout du pouce. Gardez tous les autres doigts droits.

Bhairava Mudra ou Libération : Reposez la main gauche sur vos genoux vers le haut. Posez la main droite sur la gauche, paume vers le haut. Laisser les pouces se toucher.

Anjali Mudra ou révérence : paume contre paume, joignez les mains devant le centre du cœur, tous les doigts se touchant et pointant vers le haut.

Maître Ascensionné :

Seigneur Lanto, Seigneur Kuthumi

Archange :

Jophiel et Archange Christine.

Kundalini siècle passé

Grâce à notre couronne, nous réaliserons que nous sommes un, il n'y a pas de division. Vous trouverez ci-dessous quelques exemples de la façon dont la Kundalini peut être utilisée pour des thèmes spécifiques, tels que la sexualité, les finances et la croissance de l'humanité.

Kundalini sexuelle:

Nous sommes un et une fois que nous sommes capables d'atteindre cet état de connexion, vous faites l'expérience de la plénitude de l'univers où l'individualité n'est plus un problème. Il n'y a pas de mensonges, pas d'ambiguïté, c'est toute la vérité instantanément.

Kundalini financière:

Lorsque l'humanité atteindra ce stade de son évolution, elle se rendra compte que l'argent est totalement immatériel et sans conséquence puisque nous pourrons créer ce dont nous avons besoin et qu'il n'y aura pas besoin de publicité, d'argent ou de choses pour remplir nos vies de choses matérielles puisque nos vies seront être rempli spirituellement.

Kundalini de l'humanité:

L'humanité n'en est pas encore là mais elle sera révolutionnaire quand nous le ferons. Cependant, si vous souhaitez commencer à vous frayer un chemin vers la cinquième dimension, vous pouvez commencer par lire la trilogie Télos.

Chapitre 14: Chakra de l'étoile de l'âme

Ce chakra est l'endroit où nous recevons l'illumination, la transcendance et communiquons avec la conscience cosmique et nous connectons avec notre âme.

Les notions de bases du chakra de l'étoile de l'âme

Emplacement	Il est situé à quelques centimètres au-dessus du chakra coronal
Énergie	**YIN/YANG** balanced
Élément	**Quantum**
Mantra	Ari ou Nous sommes un
Son	Note C#
Organes	N'est pas applicable
Colonne vertébrale	N'est pas applicable
Système endocrinien	N'est pas applicable
Couleur	Or

Les fonctions principales:

C'est là que nous accédons à notre objectif supérieur ou au destin de notre âme. Cela vous permet également d'accéder à votre contrat d'âme et de découvrir quels archétypes guident votre voyage dans cette incarnation actuelle. C'est l'endroit à partir duquel vous pouvez supprimer vos blocages et vivre la vie dont vous aviez rêvé pour vous-même.

Chakra déséquilibré

Ce chakra n'est pas déséquilibré mais déconnecté. Il est situé à l'extérieur du corps et est toujours plein d'énergie, mais la circulation de l'énergie et le Chakra de la Couronne peuvent être coupés. Par conséquent, les deux chakras doivent être alignés pour que l'énergie puisse se déplacer librement de l'un à l'autre.

Physique:

Fatigue, manque d'énergie ou de motivation.

Éthérique:

C'est de là que l'aura émane, elle peut fuir. Vous pouvez perdre l'accès à votre connexion à votre âme et nous perdons alors notre direction et la raison pour laquelle nous nous sommes incarnés sur terre.

Mentale:

Dépression, suicide, crise de la quarantaine.

Émotionnel:

Se sentir perdu ou creux, frustré.

Spirituel:

Cherchant la réponse à pourquoi sommes-nous ici?

Guérir votre chakra de l'étoile de l'âme
Pour commencer, vous pouvez simplement vous engager dans un exercice qui renforce l'aura par la respiration et vous engager consciemment à absorber la lumière dans votre corps. C'est peut-être le bon moment pour voir un guérisseur énergétique.

Aroma thérapie:

Gingembre, encens, lavande, myrrhe, orange, romarin, thym, sapin blanc, ylang-ylang.

Nourriture:

L'énergie Prana, vous pouvez également rechercher la technique respirienne.

Roches et cristaux:

Basé sur la couleur:
Calcite blanc, diamant, opale, opale bleue, pétalite, quartz, quartz aura opale, quartz rutile, sélénite

Fréquence:
Anhydrite, cavansite, charoïte, chrysocolle, cinnabrite, danburite dorée, dioptase, épidote, fantôme de chlorite, galaxyite, hémimorphite, labradorite, larimar, lémurien, lémurien jade, lépidolite, lodolite, malachite, merlinite mystique, moldavite, morganite, nuummite, obsidienne flocon de neige, onyx noir, opale rose, péridot, pierre de lune, quartz ange fantôme, quartz aura arc-en-ciel, quartz guérisseur doré, quartz tibétain, rose du désert, sugilite, super sept, tanzanite, tourmaline noire

13 chakras de l'Ancienne Égypte

Yoga :

- Allongé sur le dos (shavasana)

- Pose frontale avec blocs sous les épaules et le front (shavasana modifié)

Méditation :

Vous pouvez utiliser des techniques de respiration de yoga pour vous aider à méditer, plus vous respirez d'air consciemment, plus vous absorbez de Prana.

Vous avez 2 options Mudra pour ce chakra :

Dharma Chakra Mudra ou Vérité spirituelle : Joignez les bouts des pouces et des index de chaque main en formant un cercle fermé. Mains devant le cœur, touchez les bouts des doigts joints ensemble. La paume gauche, en dessous, est tournée vers l'intérieur, la paume droite tournée vers l'extérieur.
Mani Ratna Mudra ou Unité : Pliez les index vers l'intérieur et touchez les bouts des index avec les pouces. Joignez les pouces et les mains avec la base des paumes qui se touchent. Ouvrez les autres doigts.

Maître Ascensionné :

Maître St-Germain

Archange :

Métatron, Zadkiel et Archange Améthyste.

Chapitre 15: Chakra du pied

Le chakra du pied fait partie du système égyptien des chakras où se trouvent les vraies racines. Dans une tentative de simplification du système, certaines notions importantes ont été perdues. Les pieds touchent le sol, c'est de là que viennent nos racines énergétiques et se lient à la terre. Cela aide à ancrer notre expérience en tant qu'êtres spirituels dans la troisième dimension et notre incarnation sur terre.

Les notions de bases du chakra des pieds

Emplacement	À travers le centre des pieds, pas seulement la plante des pieds, pensez dimensionnellement.
Énergie	**Yin et Yang**
Élément	**Terre**
Mantra	Krim (prononcé Kreem) ou je suis connecté
Son	532 Hz, note B
Organes	Pieds, sciatique
Colonne vertébrale	Pieds
Système endocrinien	Méridiens reliant le corps, nidris
Couleur	Magenta

Les fonctions principales:

Pour nous garder ancrés et échanger de l'énergie avec la Terre Mère à travers le chakra de l'étoile de la terre. Souvent, les gens se réfèrent au chakra de base comme étant le chakra de la racine, mais ce n'est pas le cas. Le chakra des pieds est le chakra racine.

Les pieds sont un reflet important de la santé de l'ensemble du système des chakras. Ils sont une source principale d'apport énergétique.

Chakra déséquilibré
Cela entraînera des difficultés de marche, d'équilibre et de mobilité. Il présentera des problèmes qui avancent sur notre chemin, des problèmes pour atteindre ce que nous voulons, des difficultés à faire face au danger, des changements, un désir de diriger.

Physique:

Les problèmes peuvent varier des pieds, des chevilles, du talon d'Achille, du pied d'athlète, des champignons, des odeurs de pieds, des mollets et des crampes dans les jambes, des picotements dans les jambes, du nerf sciatique pincé, des problèmes de hanche et des problèmes de genou comme Kiss de Baker, eau dans le genou, problème de ménisque, problèmes de tibia. Se perd souvent ou est incapable de suivre les instructions.

Éthérique:

Vos pieds sont le lien direct avec les problèmes de la vie passée qui nécessitent votre attention.

Mentale:

Fatigue, insomnie, cauchemars.

Émotionnel:

Agité, sans fondement, désorienté, déconnecté.

Spirituel:

Vous vous sentez perdu et incapable d'avancer. Vous semblez incapable d'apporter des changements dans votre vie.

Guérir votre chakra du pied

Pour commencer, vous pouvez simplement marcher pieds nus, prendre soin de vos pieds, les garder au chaud, ne pas porter de chaussures contraignantes, faire un bain de pieds avec des sels dans l'eau ou une pédicure. C'est aussi le moment idéal pour désencombrer votre maison, commencer par une pièce à la fois et nettoyer ce dont vous n'avez plus besoin, libérer votre peur que vous en ayez besoin un jour et le laisser aller à une organisation de bonne volonté ou à un ami ou simplement jeter ça s'en va.

Aroma thérapie:

Lavande, citron, camomille romaine, romarin, vétiver.

Nourriture:

Tout aliment racine comme la betterave, la carotte, le gingembre, le malanga, le radis, le rutabaga, les navets, etc.

Roches et cristaux:

Basé sur la couleur:
Cyanite bleu, hématite, jaspe dalmatien, jaspe noir, obsidienne acajou, pietersite, quartz tibétain

Fréquence:
Atlantisite, auralite 23, cornaline, érythrite, jaspe gris, jaspe rouge, jet, kyanite noir, l'agate à bandes noires, l'agate de feu, l'agate mousse, larme d'apache, marbre picasso, obsidienne

acajou, obsidienne noire, œil de tigre, onyx arc-en-ciel, opale, pierres de chaman, pierre féerique d' Angleterre, quartz aura arc-en-ciel, quartz aura champagne, quartz doré, quartz tourmaliné, rubis, rutile, saphir noir, sardonyx, serpentine, soufre, staurolite, tigre de fer, topaze mystique, tourmaline noire.

Yoga : toutes positions d'équilibre

• Arbre • Vrksasana
• Danseur • Natarajasana
• Posture en demi-lune • ardha chandrasana
• Guerrier 3 • Virabhadrasana
• Squat d'équilibre • Prapadasana
• Posture de l'aigle • Garudasana
• Pose de la main au gros orteil • Attitha padangustasana
• Planche de côté • Vasistasana
• Table d'équilibrage • Dandayamna Bharmanasana
• Pliage vers le haut vers l'avant • Urdhva Mukha Paschimottanasana
• Pose d'angle • Konasana

Méditation

La réflexologie est une excellente méthode pour faire circuler l'énergie, vous pouvez utiliser les mudras suivants :

Bhu Mudra ou Mise à la terre : étendez l'index et le majeur vers le bas pour faire des signes de paix en forme de V inversé avec les deux mains. Recourbez l'auriculaire et l'annulaire vers les paumes et placez légèrement les pouces sur le bout des doigts. Étendez les bras et amenez les bouts du majeur et de l'index dans le sol ou le haut des cuisses.
Adhi Mudra ou Apaisant : Ouvrez grand les mains, rentrez les pouces au centre des paumes. Enroulez les doigts sans serrer autour des pouces, en faisant des poings doux avec les deux mains. Reposez les mains paume vers le bas sur les cuisses.

Maître Ascensionné :

St-François d'Assise

Archange :

Haniel et Archange Joie.

Chapitre 16: Chakra de mise à la terre

Comme je l'ai mentionné tout au long du livre, c'est un jeu dans lequel votre âme est entrée volontairement, une étape massive où chaque individu est le héros de sa propre histoire mais entrelacé dans des dizaines voire des centaines d'histoires pour une petite apparition à des rôles récurrents majeurs. Cette incarnation dans la 3ème dimension sur terre à l'intérieur d'un corps humain est une chance de grandir et d'apprendre des leçons de vie importantes pour devenir un cocréateur divin avec l'Univers. Pour ce faire, vous devez vous souvenir de votre étincelle divine mais aussi vous devez être pleinement incarné sur terre en vous reliant à l'énergie terrestre. Nous sommes tous connectés et grâce à sa bienveillance, la terre nous aide à monter avec elle dans la cinquième dimension. Pour ce faire, nous devons grandir ensemble et rester connectés.

Les notions de bases du chakra de mise en terre

Emplacement	Situé entre un pied et demi et trois pieds sous la surface du sol.
Énergie	Yin
Élément	Terre
Mantra	Ohm
Son	498 Hz. Note A
Couleur	Écarlate et/ou brun

13 chakras de l'Ancienne Égypte

Les fonctions principales:
Situé à l'extérieur du corps humain, il est accessible par les pieds. Il apporte l'énergie du centre de la terre mère et la place sous réserve jusqu'à ce qu'il puisse se connecter à l'humain lorsqu'il ouvre ses chakras des pieds. C'est l'endroit idéal pour se connecter avec la Terre Mère nous ancrant à la terre, à notre environnement et nous permet d'envoyer sa gratitude car elle transmute l'énergie jusqu'à ce qu'elle soit à nouveau positive et puisse être réutilisée.

La Terre est un être divin qui exige notre respect et en tant qu'entité complète doit être respectée. Le concept exige une maturité spirituelle qui prend du temps pour apprendre, comprendre et se développer. Lorsque vous vous connectez à votre chakra de mise à la terre, vous vous sentez en sécurité, protégé, enraciné et vous avez une perspective plus large de la situation. Cela aide votre corps de santé éthérique.

Chakra déséquilibré
Cela crée un déséquilibre dans votre vie, une instabilité dans la vie, dans vos emplois, votre logement, dans vos relations.

Physique:

Problèmes liés à la moelle osseuse. Il peut également jouer un rôle dans tous les problèmes liés à l'ADN ou héréditaires. Il régit également le fonctionnement de la partie inférieure du corps comme les jambes, les genoux, les hanches et les chevilles.

13 chakras de l'Ancienne Égypte

Éthérique:

Ceux-ci sont directement liés aux racines qui poussent hors des pieds et nous relient au chakra de l'étoile terrestre.

Mentale:

Se sentir planant, incapable de se concentrer, utilisation irresponsable des ressources, ne pas recycler, ne pas respecter l'environnement, souffrir de phobies.

Émotionnel:

Ne pas être connecté, ne pas pouvoir s'installer nulle part, ne jamais se sentir chez soi nulle part.

Spirituel:

Comportement égoïste qui donne à la personne le droit à tout et manque de confiance qu'il y en a assez pour tout le monde, thésaurisation, accumulation de richesse au détriment des autres par peur du manque.

Guérir votre chakra de mise à la terre
Pour commencer, vous pouvez simplement vous engager dans la nature. Vous devez passer du temps dans la nature, marcher, jardiner, écouter l'eau courante ou le chant des oiseaux ou aller au bord de l'océan et nager dans l'eau ou écouter les vagues.

Aroma thérapie :

Bouleau, cyprès, baie de genévrier, marjolaine, menthe poivrée, sapin blanc, gaulthérie.

Nourriture: Identique au chakra des pieds.

Roches et cristaux:

Basé sur la couleur:
Aragonite, chiastolite, cyanite noir, fantôme de chlorite, hématite, japse dalmatien, jaspe noir, obsidienne acajou, obsidienne noire, pierres de chaman, quartz fumé, quartz tibétain, schalenblende, shungite, staurolite, stromatolite, tourmaline noire

Fréquence:
Apophyllite – vert, atlantisite, auralite 23, cornaline, érythrite, galaxyite, jaspe rouge, jet, l'agate de feu, lémurien jade, nuummite, pierre de lune, pierre féerique – Angleterre, quartz aura arc-en-ciel, quartz aura champagne, quartz doré, quartz tourmaliné, rutile, septarian, serpentine du mont shasta, vanadinite

13 chakras de l'Ancienne Égypte

Yoga :

Identique au Yoga des pieds, en particulier la posture de l'arbre.

Méditation :

Voyez les racines pousser hors de vos pieds et se connecter au chakra de l'étoile terrestre et voyez l'énergie se déplacer de l'étoile à vos pieds, puis revenir dans l'étoile.

Pendant votre méditation, vous avez 2 choix de mudras:

Shanka Mudra ou Réassurance : saisir le pouce gauche avec la main droite. Entouré la main gauche sur la main droite. Touchez le bout du pouce droit avec le bout de l'index gauche, du majeur et de l'annulaire. Détendez les épaules et le ventre et retrouvez votre souffle naturel.

Yoni Mudra ou Ouverture : Joignez les paumes des mains avec les doigts et les pouces pointant vers le haut. Verrouillez l'auriculaire, l'annulaire et le majeur vers le bas. Ramenez les pouces vers le corps et joignez les coussinets des index pour former une forme de diamant. Reposez les mains, les pouces vers le haut devant le bassin.

Maître Ascensionné :

Dame Sophie.

Archange

Raziel et Archange Chokhmah.

CONCLUSION

La meilleure façon d'être bon dans les méthodes que vous choisissez d'utiliser est de continuer à pratiquer, pratiquer et pratiquer davantage. J'ai enseigné les méthodes à des centaines de personnes et elles ont à leur tour aidé un nombre incalculable de personnes. La vie ne cessera de vous offrir des opportunités de grandir, mais vous avez maintenant des outils pour suivre gracieusement votre leçon de vie et devenir une vie individuelle ancrée spirituellement conformément au contrat d'âme que vous aviez initialement conçu.

Chaque nouvelle expérience me permet d'approfondir et de guérir toutes les relations passées, d'expérimenter complètement et d'emménager dans un meilleur endroit entouré d'individus partageant les mêmes idées qui sont solidaires, aimants et attentionnés.

Nous sommes tous un, vous pouvez avoir autant d'énergie de source divine que vous en avez besoin, puis la canaliser à travers votre corps vers le monde, les autres êtres et la planète. Suivez le but de votre âme, soyez honnête avec vos paroles, vos pensées et vos actions. Vous êtes dans un état constant de changement et d'apprentissage. Il n'y a pas d'erreurs juste des leçons à tirer. La troisième dimension n'est qu'un endroit pour apprendre. Une fois que vous pourrez lever le voile de la peur et vous libérer, votre lumière brillera à travers le voile vers le reste de la création. Vous êtes important et vous comptez, merci de partager vos dons, votre sourire et votre amour. Rappelez-vous que vous n'êtes pas seul, vous êtes toujours avec votre moi supérieur et vous pouvez faire appel à n'importe quel archange ou maître ascensionné pour obtenir de l'aide.

Si vous souhaitez en savoir plus, veuillez visiter mon site Web: www.sonyaroy.com pour une liste complète des cours et des services de guérison disponibles.

Autres livres de la même Auteure:

Tinay la princesse guerrière est une série basée sur l'idéologie que les survivant de l'Atlantide se sont échappé dans l'espace et ont établi une colonie sur différentes planètes. Quand ils ont reconstruit leur civilisation, ils ont décidé de passer la couronne d'un homme et de distribuer le pouvoir également à 3 femmes: une voyante, une guérisseuse et une gardienne de la tradition orale.

Ces 3 femmes peuvent en outre étendre leurs dons en faisant équipe avec l'autre. La voyante Palétis se sentir supérieur et miné par les 2 autres a décidé de les éliminer et de gouverner seule. La situation précaire, elle a jeté la société dans le chaos et beaucoup d'innocents ont souffert sous son règne. C'est à notre héroïne que retombe la responsabilité de se battre pour trouver la vérité et restaurer l'équilibre une fois de plus.

L'Initiation livre 1

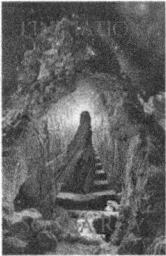

Mani, une libraire canadienne, nous raconte comment, il y a plusieurs années, les survivants de l'Atlantis ont été forcé de quitter la planète terre pour aller s'établir dans l'espace pour éviter leur annihilation complète. Éventuellement, ils se sont établis sur une planète isolée appeler Sasgorg. Après un millénaire de paix, Une nouvelle reine pris le control et détruit la balance de la colonie. Quinze ans après sa prise de pouvoir, la survie des derniers survivant de l'Atlantis est menacé. Leur destiné repose maintenant sur les épaules de Tinay, innocente de son destin. Elle doit subir le rite de passage traditionnel pour devenir une apprentie artisane sans savoir qu'elle commence son entrainement comme guerrière. La destinée de Tinay est de renversé la reine malfaisante et de restaurer son peuple, mais est-elle à la hauteur? 307 pages

L'apprentie Livre 2

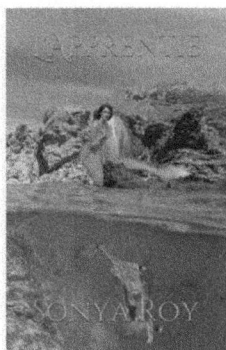

Tinay est maintenant une jeune fille de quinze ans, et commence son apprentissage en tant qu'artiste sur la planète Os, une des colonies d'atlante. Séparée de sa famille, elle découvre comment les décisions de la méchante reine ont conduit la société à la catastrophe. Elle est témoin de la pauvreté, la faim, les maladies, ainsi que des privilégiés et gloutons. Elle obtient son premier aperçu de la méchante reine. Elle rencontre les membres de la résistance, innocemment au début, et pris dans le dilemme d'être un spectateur ou de se joindre à eux. Elle a besoin de comprendre pourquoi elle va se battre pour décider de quel côté aller se ranger.

Elle doit décider ce qui est bien, mal, ou la zone grise acceptable. Sa confusion atteint une nouvelle hauteur après qu'elle apprend que son ami est condamné à mort pour la lecture d'un poème controversé qui soutient la résistance. Elle décide que devrait-il mourir, son poème doit être entendu, et elle prend ses premiers pas en tant que membre de la résistance lors d'un bal masqué. Tinay aura besoin de chercher au plus profond d'elle-même et d'aider ceux qu'elle vient de rencontrer pour les sauver d'un destin horrible. Elle va essayer d'aider à guérir les victimes de la reine, mais est-elle assez forte pour rétablir l'équilibre ? 414 pages

Bientôt Disponible : L'Aventureuse livre 3

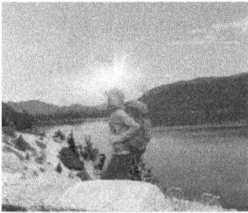

Désormais toute seule, Tinay doit se trouver, son talent et ses dons, c'est qu'elle veut réussir en tant qu'artiste et obtenir son diplôme de l'académie. Sa recherche continue de l'éloigner de son but pour découvrir qu'elle a d'autres dons. Testée à chaque instant, cachant ses activités extra-scolaires, elle fait de son mieux pour naviguer dans sa vie d'étudiante et de rebelle en herbe qui grandit dans son cœur.

Moi Dragon

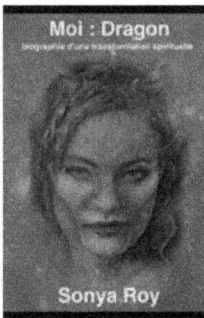

Biographie d'une transformation spirituelle "J'étais une orpheline parmi tous ces gens. Je ne pouvais pas les comprendre, leur expérience et leurs interactions les uns et les autres. J'étais blonde aux yeux verts alors qu'ils avaient les yeux bleus ou bruns et les cheveux noirs. Je croyais être adopté et cela expliquerait pourquoi ma mère était si méchante envers moi. Bien des nuits, je restais assis près de la fenêtre de la chambre à coucher, je passais la tête sous le store et les yeux tournés vers les étoiles. Je parlais aux étoiles en sachant que les autres étaient là, et m'écoutaient, ceux qui était vraiment ma vraie famille, leur demandant et les suppliant de me laisser rentrer à la maison. Je ne voulais rien à faire avec cette vie, je ne pouvais pas comprendre ce qu'on attendait de moi. J'étais la seule capable de parler aux arbres, la seule capable de voir les fées. Ces étrangers qui m'ont gardé me rendais confuse et effrayée. Je voulais me sentir entière et aimer à nouveau, je savais que de l'autre côté de cette dimension, parmi les étoiles, où mon âme serait réunie à mon être supérieur, je pourrais enfin me sentir aimé en la présence de mère / père Dieu."

Cet extrait du livre vous donne un aperçu que je n'étais pas une enfant comme les autres. Après une enfance difficile et une adolescence tumultueuse, j'essaie de m'enfuir mais je suis poursuivie par mes démons, mes peurs et un système de croyance qui continu de saboter tous mes efforts pour une vie équilibrée. Ce livre explique le cheminement d'une personne humaine qui doit se pardonner et continuer à s'efforcé d'avancer malgré ses faux pas et ses échecs. Je partage mon histoire dans le but de vous inspirer afin que vous sachiez que vous n'êtes pas seule dans votre quête et qu'il y a de l'espoir. Le livre explique mon cheminement, mes apprentissages et comment vous pouvez en faire de même avec votre vie. Un livre honnête qui vous permet d'être imparfaits et de vous aimer pleinement. Chaque concept d'apprentissage est expliqué avec des exemples concrets qui facilite l'intégration du travail spirituel accompli. 329 pages

USUI Reiki Ryoho: Niveau 1: Guérison par l'énergie pour débutant

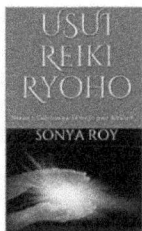

Ce livre comprend des explications sur ce qu'est le Reiki, comment il guérit et fonctionne, l'énergie du Reiki, les Chakras, l'histoire du Reiki, les termes japonais. Il couvre également les 5 principes du Reiki.

Ce manuel contient des informations détaillées sur la session d'auto-Reiki, la session de chaise, l'explication de la session de table de Reiki (avant et arrière). Il est disponible en couleur.   •69 pages, 90 images

Usui Reiki Ryoho: Niveau 2: Guérison par l'énergie pour praticien

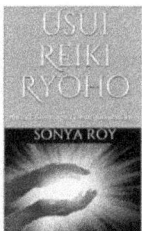

Ce livre comprend des explications sur les symboles (Chokurei, Seihiki, Honshazeshonen), les techniques de session à longue distance et la guérison mentale et émotionnelle.

Ce manuel contient des informations détaillées pour la session de table. Édition en couleur. 65 pages, 46 photos

13 chakras de l'Ancienne Égypte

Usui Reiki Ryoho: Niveau 3: Guérison par l'énergie pour maitre praticien

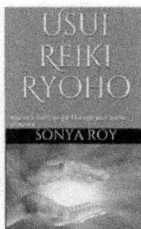

Ce livre comprend des explications sur le symbole maitre, (DAI KO MYO), Devoirs et leçons sur la méditation, l'histoire du Reiki, Aura et liens psychiques, La grille de cristal avec Reiki, et la géométrie sacrée.

Ce manuel contient des informations détaillées pour la session de table avec l'intégration du symbole maitre. Édition en couleur 62 pages, 81 images

USUI Reiki Ryoho Tibétain: Niveau 4: Guérison par l'énergie pour maitre enseignant

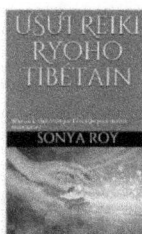

Ce livre comprend des explications sur les symboles des maîtres tibétains (Raku, Serpent de Feu, Dai ko Mio). Il couvre les techniques de respiration dont la respiration violette et la respiration des reins bleus. La méditation en mouvement ainsi que différents styles de partage de Reiki.

Il couvre la valeur et l'importance spirituelle d'un maître enseignant, comment enseigner, l'importance de la méditation, des devoirs et de la pratique quotidienne. Cela comprend l'administration de cours, le développement des affaires et des idées de marketing.

Harmonisation entièrement illustrée pour niveau 1,2,3,4; l'harmonisation de guérison et les harmonisations psychiques. Il est disponible en couleur. 124 pages, 135 images

USUI Reiki Ryoho Tibétain Universel: Guérison par l'énergie pour maitre enseignant

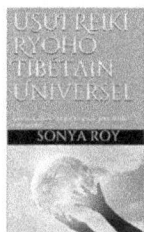

Ce livre comprend des explications sur les symboles des maîtres tibétains (Serpent de Feu, Dai ko Mio). Il couvre les techniques de respiration dont la respiration violette et la respiration des reins bleus. La méditation en mouvement ainsi que différents styles de partage de Reiki.

Il couvre la valeur et l'importance spirituelle d'un maître enseignant, comment enseigner, l'importance de la méditation, des devoirs et de la pratique quotidienne. Cela comprend l'administration de cours, le développement des affaires et des idées de marketing.

Harmonisation entièrement illustrée pour niveau 1,2,3,4; ainsi que les harmonisations psychiques. Édition en couleur. 107 pages, 73 photos

13 Chakras de l'ancienne Égypte : deluxe

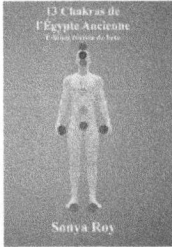

Ce livre vous aide à comprendre quels sont les chakras et leurs rôles. Il vous aide à déterminer si vous avez des blocages énergétiques, un chakra hyper ou sous-actif et comment vous libérez et éliminez l'énergie bloquée avec des méthodes simples et très peu coûteuses. Vous pouvez travailler avec le yoga, les cristaux, l'aromathérapie, la nutrition, la méditation et les couleurs. Les méthodes sont faciles, simples et efficaces et appuyées par des vidéos facilement accessibles sur YouTube. Toutes les informations sur les chakras mieux connus sous le nom de sagesse des anciens Égyptiens sont expliquées simplement. Cette édition révisée de luxe contient des illustrations, des tableaux faciles à suivre, ainsi que 79 positions de Yoga illustrées, 40 positions de Mudra illustrées et une annexe de plus de 200 cristaux entièrement illustrés. En belles couleurs imprimées sur du papier de qualité photo.

À propos de l'auteur

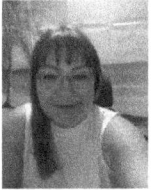

Sonya Roy est née à St-Constant, Québec. Elle a complété ses études à l'Université de Montréal en psychoéducation en 1997. Elle a travaillé comme caporal pour la Gendarmerie royale du Canada et est maintenant à la retraite. Elle possède et exploite le Redu Wellness Centre à Drumheller, en Alberta.

Au cours des trente dernières années, elle a développé ses dons de médium, de maître guérisseuse holistique et de praticienne chamanique pour guérir son entourage. Ces enseignements lui ont été transmis par sa grand-mère maternelle. Elle a commencé à pratiquer le Reiki en 2013 et enseigne et partage ses connaissances à travers des ateliers, conférences à travers le monde. Elle a enseigné au Yukon, en Californie, au Pérou, en Australie, en Nouvelle-Zélande et en Europe, notamment en Allemagne, en Irlande, en Angleterre, en France, en Espagne, en Suède, aux Pays-Bas et en Suisse. Enregistré auprès de l'Association canadienne de Reiki.

Je travaille avec les gens pour les responsabiliser et reconnaître leur moi divin. J'ai été formée par ma grand-mère dès mon plus jeune âge et j'aide ceux qui veulent s'aider eux-mêmes. Nous reconnaissons que l'individu n'est pas simplement un corps physique humain, mais qu'il porte également un corps émotionnel, mental et spirituel ainsi qu'une dette karmique accumulée au cours de vies antérieures. La perspective chamanique inclut tous les corps et est de nature spirituelle et accueille toutes les personnes de toutes nations, croyances et langues.

REFERENCES

Atlantis & Lemuria

- "The lost civilization of Lemuria" by Frank Joseph, Bear & Co. 2006

- "Legends of Atlantis and lost Lemuria" W. Scott Elliot, the theosophical publishing house, 2000

- "Cosmic Forces as they were taught in Mu" James Churchward, Kessinger Legacy reprints, 1934

- "Lifting the veil on the lost continent of Mu: the motherland of men" Jack Churchward, Ozark Mountain publishing, 2013

- "The stone tablets of Mu" Jack Churchward, Ozark Mountain publishing, 2014

Buddhism and Asian Philosophy

- "The Shambhala Principle" Sakyong Mipham, Harmony books, 2013

- "Tao-Te-Ching" Lao Tzu, Gramercy books, 1991

- "Changing Destiny" Ven. Master Chin Kung, The corporate body of the Buddha Educational Foundation, 2005

- "What the Buddha Taught" Walpola Rahula, The Buddhist Association of the United States, 2014

- "The Dalai Lama on what matters most" His Holiness the Dalai Lama, Noriyuki Ueda, 2013

- "A gift of Inner Peace" Gill Farrer-Halls, Andrew McMeel publishing, 2004

- "A gift of Awakening" Gill Farrer-Halls, Andrew McMeel publishing, 2004

- "A gift of Happiness" Gill Farrer-Halls, Andrew McMeel publishing, 2004

- "The two Buddhist books in Mahayana" Upasika Chihmann, The Corporate Body of the buddha Educational Foundation, 1996

- "Le bouddhisme et la spiritualité orientale » Pierre Crépon, Pocket éditions, 1991

- « Immortalité et réincarnation » Alexandre David-Néel, Pocket éditioins, 1978

- "Living the wisdom of the Tao" Dr. Wayne Dyer, Hay house, 2008

- "The I Ching" Wu Wei, Power Press, 1995

- "Short Description of Gods, Goddesses and ritual objects of Buddhism and Hinduism in Nepal" Jnan Bahadur Sakya, Handicraft Association of Nepal, 2000

- "The four noble truths" Venerable Ajahn Sumedho, The Corporate body of the buddha educational foundation, 1992

- "Heart Sutra" The Buddhist Association of Canada, 2016

- "Warrior of Peace" Jinananda, Wind horse publications, 2002

- "The heart of the Buddha's teaching" Thich Nhat Hanh, Harmony books, 2015

- "Living Buddha, Living Christ" Thich Nhat Hanh, River Head Books, 2007

Chakra

- "Crystal Chakra Healing" by Philip Permutt, CICO Books 2008

- "A handbook of Chakra Healing" by Kalashatra Govinda, Konecky & Konecky 2002

- "The complete book of Chakra Healing" by Cyndi Dale , Dale publishing, 2009

13 chakras de l'Ancienne Égypte

- "Color Energy" by Inger Naess, printed by Color Energy Corporation, 1996

- "The Chakra Bible: The Definitive Guide to Chakra Energy", Patricia Mercier.

- « Le couloir des élus" Marie Bolduc, Le dauphin blanc, 1993

- « What colour is your Aura? » Barbara Bowsers, Pocket books, 1989

Crystals

- "The crystal bible 1" Judy Hall, Walking stick press, 2013

- "The crystal bible 2" Judy Hall, Walking stick press, 2013

- "The crystal bible 3" Judy Hall, Walking stick press, 2013

- "Crystal Therapy: How to heal and empower your life with Crystal energy" Doreen Virtue and Judith Lukomski, Hay House Inc, 2005

- "The book of Stones: who they are and what they teach" Robert Simmons & NaishaAhsian, North Atlantic Books, 2015

Sonya Roy Page 167

13 chakras de l'Ancienne Égypte

- "The encyclopedia of crystals" Judy Hall, Fair Winds Publishing, 2013

- "Love is in the earth: A kaleidoscope of crystals updated" Melody, an earth love book, 2002

- "The pocket book of stones" Robert Simmons, Heaven and Earth Publishing, 2011

- "Messages from the Crystal Kingdom" Dianne Robbins, 2012

- "The complete guide to Crystal Chakra healing" Philip Permutt, Cico books, 2008

Edgar Cayce

- "There is a River" Thomas Sugrue, ARE Press, 1997

- "The Psychic sense" by Edgar Cayce, Are Press 2019

- "Reincarnation and Karma" by Edgar Cayce, Are Press 2019

- "Edgar Cayce and the Kabbalah" by John Van Auken, Are Press 2019

- "Beyond Death" by Edgar Cayce, Are Press 2019

- "Planetary influences and sojourns" by Edgar Cayce, Are Press 2018

- "Meditations, prayers and affirmations" by Edgar Cayce, Are Press 2018

- "Jesus as a Pattern" by Edgar Cayce, Are Press 2019

- "Spiritual Healing for personal prosperity" by Edgar Cayce, Are Press 2017

- "The power of your mind" by Edgar Cayce, Are Press 2018

- "Earth Changes" by Edgar Cayce, Are Press 2017

- "Dreams and Visions" by Edgar Cayce, Are Press 2019

- "Soul and Spirit" by Edgar Cayce, Are Press 2016

- "Atlantis" by Edgar Cayce, Are Press 2019

- "Edgar Cayce and the mysterious Essenes" by JohnVan Auken and Ruben Miller, Are Press 2019

- "The Power of your soul" by Edgar Cayce, Are Press 2017

- "The Akashic Records, blueprint for our soul" by Edgar Cayce, Are Press 2019

- "Creation & Evolution, Universal Forces Shaping Humankind" by Edgar Cayce, Are Press 2017

Essential Oils.

13 chakras de l'Ancienne Égypte

"Modern Essential oils: Usage guide 7th Edition" Aroma Tools, 2018

James Redfield

- "The Celestine Vision" by James Redfield , Warner books 1997

- "The Celestine Prophecy" by James Redfield, Warner books, 1995

- "The Tenth Insight" by James Redfield, Warner books, 1996

- "The Secret of Shambhala, in search for the eleventh insight" by James Redfield, Warner books, 1999

- "The Celestine Prophecy: An Experimental Guide" by James Redfield and Carol Adrienne, Warner Books , 1989

- "The Tenth insight : Holding the Vision, an experimental guide" by James Redfield and Carol Adrienne, Warner books, 1996

- "La douzième prophétie, James Redfield, J' ai lu, 2011

Kryon

- "Kryon book 1: The End Times" by Kryon

- "Kryon book 2: Don't think like a human" by Kryon

- "Kryon book 3: Alchemy of the human Spirit" by Kryon

- "Kryon book 4: The Parables of Kryon" by Kryon

- "Kryon book 5: The Journey Home" by Kryon, by Hay house, 1997

- "Kryon book 6: Partnering with God" by Kryon

- "Kryon book 7: Letters from home" by Kryon

- "Kryon book 8: Passing the marker" by Kryon

- "Kryon book 9: The New Beginning" by Kryon

- "Kryon book 10: A New Dispensation" by Kryon

- "Kryon book 11: Lifting the veil" by Kryon

- "Kryon book 12: The twelve layers of DNA" by Kryon

- "Kryon book 13: The recalibration of humanity" by Kryon

- "The human Akash" by Kryon & Monika Muranyi

- "The human soul revealed" by Kryon & Monika Muranyi

- "The Gaia Effect" by Kryon & Monika Muranyi

- "The Indigo Children- book 1" by Kryon

Meditation

- « Le bien être par la meditation" Henri Du Chestel, Edumag, 2010

- "Turning confusion into clarity " Yongey Mingyur Rinpoche, Snow lion Press, 2009

- "Meditations on White Tara" Lama Zopa Rinpoche in Tapei Taiwan, March 1994

- "How to Meditate: A beginner's guide to peace." Yuttadhammo Bhikkhu, Lithira, 2008

Nutrition

- "Liver Rescue" Anthony Williams, Hay House, 2018

- "Heart friendly cooking" Jena Paré, Lifestyle series, 2003

- "Eat right for your type" D'Adamo & Whitney, Putman publishing, 1996

- "Cooking right for your type" D'Adamo & Whitney, Putman publishing, 1996

- "Chinese herbal medicine" Daniel Reid, Shamballah publications, 1986

- "Medical Medium" Anthony Williams, Hay House, 2015

- "Life changing foods" Anthony Williams, Hay House, 2016

- "Thyroid Healing" Anthony Williams, Hay House, 2017

- "The healing power of vitamins, minerals and herbs" Reader's Digest, 1999

Shamanism

- "REIKI Shamanism" by Jim Pathfinder Ewing, printed by Findhorn Press 2008

- "Shamanism for Beginners" by James Endredy printed by Llewellyn Publications 2014

- "Animal Speak, the Spiritual & Magical Powers of Creatures Great and Small" by Ted Andrews, Llewellyn publications, 2012 (42 edition)

- "Metaphysical Anatomy, volume 1 " by Evette Rose, 2012

- "Metaphysical Anatomy volume 2 technique " by Evette Rose, 2012

Spiritual

- "The Magdalen Manuscript" by Tom Kenyon & Judi Sion, Orb communications, 2002

- "The Secret teachings of Mary Magdelene" by Claire Nahmad & Margaret Bailey, Watkins publisher, 2006

- "The Aquarian Gospel of Jesus the Christ" by Levi, DeVORSS & Co. Publishers, 1979

- "The book of the death of the ancient Egyptians"

- "The book of the death of the Tibetan"

- "The secret teaching of all ages" by Manly P. Hall, Tarcher Penguin, 2003

- "The Hidden Power in Humans – Chakras and Kundalini", Paramhans Swami Maheshwarananda.

- *"It Is Time, Knowledge From The Other Side",* by Carolyn Molnar.

Telos

- "Telos, Volume 1" Aurelia Louise Jones, Mount Shasta Light Publishing, 2012

- "Telos, Volume 2" Aurelia Louise Jones, Mount Shasta Light Publishing, 2012

- "Telos, Volume 3" Aurelia Louise Jones, Mount Shasta Light Publishing, 2012

- "The seven sacred flames" Aurelia Louise Jones, Mount Shasta Light Publishing, 2007

- "Prayers to the seven sacred flames" Aurelia Louise Jones, Mount Shasta Light Publishing, 2017

- "The ascension flame of purification and immortality" Aurelia Louise Jones, Mount Shasta Light Publishing, 2015

- "The effects of recreational drugs on Spiritual Development" Aurelia Louise Jones, Mount Shasta Light Publishing, 2017

Yoga

- "Pranayama: The breath of yoga" Gregor Maehle, Kaivalya publications, 2012

- "Yoga Sequencing: designing transformative yoga classes" Mark Stephens, North Atlantic books, 2012

- "Ashtanga Yoga: Practice and philosophy" Gregor Maehle, New World Library, 2006

- "Ashtanga Yoga: the intermediate series" Gregor Maehle, New World Library, 2009

13 chakras de l'Ancienne Égypte

- "2100 Asanas: the complete yoga poses" Daniel Lacerda, black dog & Leventhal publishers, 2015

- "Asanas 608 yoga poses" Dharma Mittra, New World library, 2003

- "Hatha Yoga Illustrated: for greater strength, flexibility, and focus" Martin Kirk; Brooke Boon; Daniel DiTuro; Human Kinetics publishing, 2006

- "Yoga for children with Autism Spectrum Disorders: a step by step for parents and caregivers" Dion Betts and Stacey W. Betts, Jessica Kingsley Publishers, 2006

- "Chakra Yoga" Anondea Judith. Editions ADA, 2017

- "The yoga Sutras of Patanjali" Sri Swami Satchidananda, Integral yoga Publications, 2017

- "Gita Wisdom: an introduction to India's essential Yoga Text" Joshua M. Greene, Mandala publishing, 2008

13 chakras de l'Ancienne Égypte

Tinay la princesse guerrière est une série construite sur l'idéologie selon laquelle les survivants d'Atlantis se sont échappés dans l'espace et ont établi une colonie sur différentes planètes. Lorsqu'ils ont reconstruit leur civilisation, ils ont décidé de transférer le pouvoir d'un homme et de le distribuer équitablement à 3 femmes : une voyante, une guérisseuse et une gardienne de l'histoire. Ces trois femmes peuvent augmenter leurs dons en faisant équipe les unes avec les autres. La voyante Palétis se sentant supérieure et minée par les 2 autres a décidé de les éliminer et de régner seule. La position précaire dans laquelle elle se trouve a plongé la société dans le chaos et de nombreux innocents ont souffert sous son règne. C'est à notre héroïne de se battre pour trouver la vérité et ramener l'équilibre.

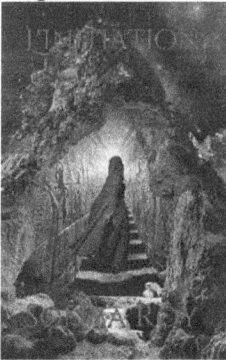

L'initiation livre1

Mani, une bibliothécaire canadienne, raconte comment, il y a de nombreuses années, le peuple d'Atlantis a été contraint de quitter la Terre pour établir une colonie dans l'espace afin d'échapper à l'annihilation. Ils ont fini par s'installer sur la planète isolée de Sasgorg. Après plusieurs millénaires de paix, la Méchante Reine a pris le contrôle et a détruit l'équilibre entre le bien et le mal. Cinquante ans sous son règne se sont écoulés et la survie même des derniers descendants d'Atlantis est menacée. Leur destin repose sur les épaules inconscientes de Tinay, une jeune Atlante. Elle doit subir le rite de passage traditionnel pour devenir apprentie artisane tout en étant involontairement entraînée à devenir guerrière. Le destin de Tinay est de renverser la Méchante Reine et de rendre la pareille à son peuple, mais une adolescente de quatorze ans est-elle à la hauteur de la tâche ?

ISBN **978-1990067129**

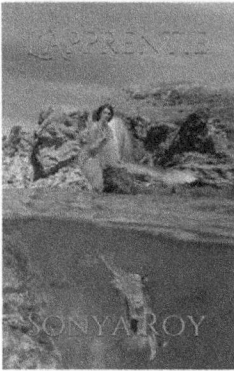

L'apprentie livre 2

Tinay est maintenant une jeune fille de quinze ans et commence son apprentissage d'artiste sur la planète Os, colonie de survivants d'Atlantis. Séparée de sa famille, elle découvre comment les décisions de la méchante reine ont conduit la société au désastre. Elle est témoin de la pauvreté, de la faim, des maladies, ainsi que des privilégiés et des gloutons. Elle a son premier aperçu de Palétis. Elle sera en contact avec les membres de la résistance, innocemment au début, et prise dans le dilemme, elle doit décider de rester à l'écart ou de se joindre à eux. Elle est en conflit pour déterminer ce qui est bien, ce qui est mal ou la zone grise acceptable. Sa confusion atteint un nouveau sommet lorsqu'elle apprend que son ami est condamné à mort pour avoir lu un poème controversé qui soutient la résistance. Elle décide que s'il meurt, son poème devrait être entendu, et elle fait son premier pas en tant que membre de la résistance. Elle aidera à guérir la victime de la reine, mais est-elle assez forte pour rétablir l'équilibre ? ISBN **978-1990067136**

À venir:

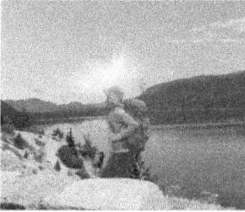

L'Artiste livre 3

Tinay poursuit son aventure et son apprentissage grâce à ses dons de guérison et essaie de développer ses capacités artistiques et dans sa quête d'identité. Disponible en novembre 2025

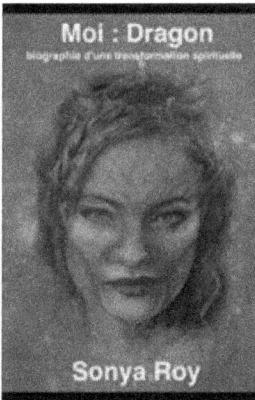

Moi Dragon: Biographie d'une transformation spirituelle

Autobiographie de Sonya Roy qui relate sa vie et son évolution spirituelle. Le livre vous donne un aperçu que je n'étais pas une enfant comme les autres. Après une enfance difficile et une adolescence tumultueuse, je tente de m'échapper mais je suis poursuivie par mes démons, mes peurs et un système de croyances qui continue de saboter tous mes efforts pour une vie équilibrée. Ce livre explique le parcours d'un être humain qui doit se pardonner et continuer à avancer malgré ses faux pas et ses échecs. Je partage mon histoire afin de vous inspirer pour que vous sachiez que vous n'êtes pas seul dans votre quête et qu'il y a de l'espoir. Le livre explique mon parcours, mon apprentissage et comment vous pouvez faire de même avec votre vie. Un livre honnête qui vous permet d'être imparfait et de vous aimer pleinement. Chaque concept d'apprentissage est expliqué avec des exemples concrets qui facilitent l'intégration du travail spirituel accompli.
ISBN : **978-1999443788**

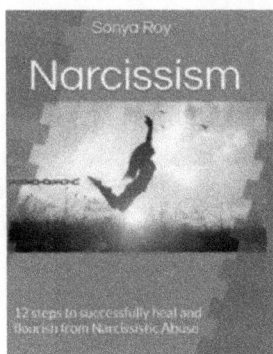

Narcissism: 12 steps to successfully heal and flourish from Narcissistic Abuse.
Ce livre a été créé à partir de mes connaissances en psychoéducation et de mon expérience personnelle dans le traitement d'une mère narcissique, d'un petit ami et finalement d'un ex-mari. Je me suis rendu compte que je ne continuerais sur le même chemin si je ne changeais pas. J'ai guéri de mon expérience personnelle et j'ai aidé de nombreuses personnes à faire de même. Ce livre illustre ce qu'est le narcissisme, car pour le vaincre, vous devez le comprendre. Ensuite, nous passons en revue ce qui vous arrive sur le plan émotionnel, physique, mental et spirituel lorsque vous êtes victime d'un narcissique, qu'il s'agisse d'un parent, d'un membre de la famille, d'un patron, d'un collègue ou d'un conjoint. La partie principale du livre se concentre sur le rétablissement, la guérison, puis le dépassement des abus et l'épanouissement. Trouver la joie, la paix et la liberté d'être qui vous êtes, de vous aimer et d'être heureux.

Les 12 étapes vous aideront à reconstruire ce qui a été brisé ou n'a jamais vraiment existé et à reconstruire une base solide sur laquelle vous pourrez vous appuyer. Le programme est conçu pour que vous puissiez aller à votre rythme, tout ce dont vous avez besoin est ici. Après la section des 12 étapes, j'explique comment gérer un narcissique que vous ne pouvez pas complètement couper de votre vie et comment gérer les problèmes de garde avec un narcissique.
Isbn: à venir

Livres Usui Reiki Ryoho tous niveaux
Que vous soyez étudiant ou enseignant, ces livres ont été créés pour faciliter l'apprentissage et la mise en pratique. Illustrés, faciles à suivre, ils sont un excellent outil pour les débutants comme pour les enseignants.

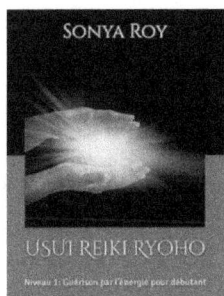

USUI Reiki Ryoho : Niveau 1 : Soins énergétiques pour débutants
Niveau 1 Ce livre comprend des explications sur ce qu'est le Reiki, comment il guérit et fonctionne, l'énergie du Reiki, les chakras, l'histoire du Reiki, les termes japonais. Il couvre également les 5 principes du Reiki. Ce manuel contient des informations détaillées sur une séance d'auto-Reiki, une séance sur chaise et une explication pour une séance de Reiki sur table. il est disponible en couleur.
ISBN : **978-1990067051**

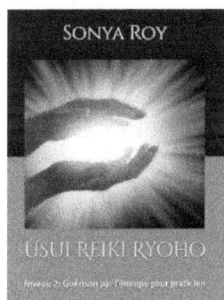

Usui Reiki Ryoho : Niveau 2 : Guérison par l'énergie pour praticien

Niveau 2 Ce livre comprend des explications sur les symboles (CKR, SHK, HSZSN), les techniques de guérison à distance, la guérison mentale et émotionnelle. Ce manuel contient des informations détaillées. Explication pour une séance de table. Il est disponible en couleur.
ISBN : **978-1990067013**

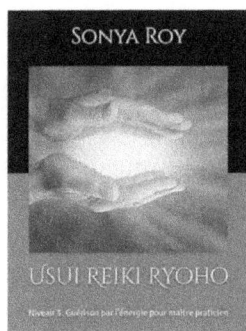

Usui Reiki Ryoho : Niveau 3 : Soins énergétiques pour maître praticien

Maître Praticien Ce livre comprend une explication sur le symbole du maître (UDKM). Des devoirs et des leçons sur la méditation, l'histoire du Reiki. L'aura et les liens psychiques, la grille de cristal avec le Reiki et la géométrie sacrée. Ce manuel contient des informations détaillées. Explication d'une séance de table et de

l'intégration du symbole du maître. Il est disponible en couleur.ISBN :
978-1990067020

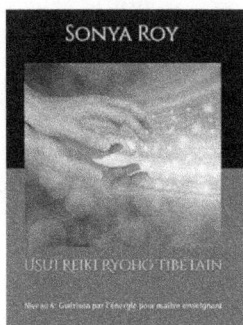

Usui Reiki Ryoho Tibétain : Niveau 4 : Guérison énergétique pour Maître Enseignant NIVEAU 4 Tibétain Ce livre comprend une explication des symboles des maîtres tibétains (Raku, Serpent de feu, DKM). Il couvre les techniques de respiration, la respiration violette et la respiration du rein bleu, la méditation en mouvement, les différents Reiki, le style de partage et la soirée Reiki avec le professeur. Il couvre la valeur et l'importance spirituelle d'un maître enseignant, comment enseigner, l'importance de la méditation, les devoirs et la pratique quotidienne. Il comprend l'administration des cours, le développement commercial et les idées de marketing. Harmonisation entièrement illustrée pour les niveaux 1, 2, 3, 4 d'harmonisation de guérison et d'harmonisations psychiques. Il est disponible en couleur.
ISBN : **978-1990067037**

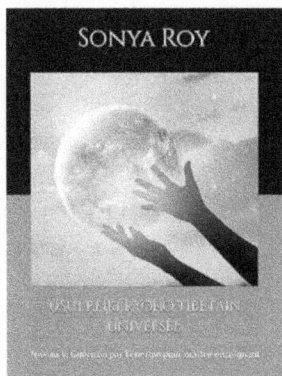

Reiki Ryoho Tibetan Universal©TM : Niveau 4 : Guérison énergétique pour maître enseignant (Manuel de certification Usui Reiki Ryoho)

Ce livre comprend une explication des symboles des maîtres tibétains (Serpent de feu, Dai ko Mio). Il couvre les techniques de respiration, la respiration violette et la respiration du rein bleu, la méditation en mouvement, les différents Reiki, le style de partage et la soirée Reiki avec le professeur. Il couvre la valeur et l'importance spirituelle d'un maître enseignant, comment enseigner, l'importance de la méditation, les devoirs et la pratique quotidienne. Il comprend l'administration des cours, le développement commercial et les idées de marketing. Harmonisation entièrement illustrée pour les harmonisations de guérison de niveau 1, 2, 3, 4 et les harmonisations psychiques. Disponible en couleur.

ISBN : **978-1990067044**

13 Chakra de l'ancienne Égypte

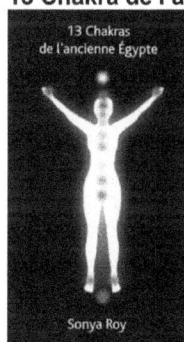

Ce livre vous aide à retrouver la santé grâce à l'utilisation de méthodes naturelles, simples et faciles à utiliser. Le livre explique chaque chakra en détail, ce qu'est un chakra sain et un chakra déséquilibré. Le blocage est-il émotionnel, mental, spirituel, physique ou éthérique ? Ensuite, il énumère un certain nombre de moyens pour vous de guérir le déséquilibre grâce à l'utilisation de cristaux, du yoga, de la méditation, de la nutrition, de l'aromathérapie et de l'aide de l'archange et des maîtres ascensionnés. ISBN : **978-1999443726**

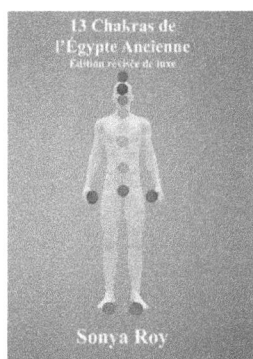

Le système des 13 chakras de l'Égypte ancienne : édition révisée de luxe

Ce livre contient toutes les illustrations pour une référence plus facile et contient également une annexe spéciale sur les cristaux entièrement illustrée.
Les informations sont les mêmes que dans Le système des 13 chakras de l'Égypte ancienne.
Nous voulions faciliter la recherche de réponses des gens et fournir des images de cristaux plus rares et

peut-être plus difficiles à trouver et aider à identifier les cristaux que vous aviez chez vous mais que vous avez oubliés.

Un exemplaire à couverture rigide pour une année de durabilité et de référence. ISBN : **978-1990067150**

www.ingramcontent.com/pod-product-compliance
Lightning Source LLC
Chambersburg PA
CBHW030013290326
41934CB00005B/318